"*Treinta días para desintoxi*
No sólo habla de su cuerpo, .
de bienestar, sino también habla de su alma y espíritu. Recuerde que su cuerpo fue hecho a la imagen de Dios, y Él quiere que usted lo cuide. Este maravilloso libro le ayudará a rebosar de plenitud en treinta días".

Dra. Marilyn Hickey, presidente, Marilyn Hickey Ministries

"Vivimos en un mundo impredecible. La vida es real y todos experimentamos sus altibajos. A veces suceden cosas que nos hacen sentir como si diéramos dos pasos hacia atrás. ¡Pero nunca se sabe lo que está a la vuelta de la esquina! Laura proporcionó en *Treinta días para desintoxicar su vida* las herramientas para que apliquemos disciplinas en nuestra vida cotidiana que nos ayudarán a vivir libremente y a promover la salud en nuestro cuerpo, alma y espíritu".

Pastora Beni Johnson, Bethel Church, Redding, California; autora, *The Happy Intercessor* y *Healthy and Free*

"Excelente lectura, bien escrita, pertinente, compasiva y enriquecedora para todos aquellos que buscamos la renovación física, mental, emocional y/o espiritual. El libro es una contribución muy importante que le puede ayudar a una gran audiencia a buscar una desintoxicación de los muchos desafíos dietéticos, ambientales y espirituales de la vida".

Dr. Jim Sharps, N. D., H.D., Dr.N.Sc., Ph.D; presidente y director general, International Institute of Original Medicine

"Lo que más me gusta de Laura Harris Smith es que practica apasionadamente lo que predica (y ¡escribe!). Ella es un ejemplo vivo de que realmente funciona el libro *Treinta días para desintoxicar su vida* para renovar la mente, purificar el cuerpo y sanar el espíritu. Como pastores principales, estamos dispuestos a desafiar a nuestra familia de la iglesia a emprender la desintoxicación en treinta días, a fin de volver a experimentar la plenitud que Jesús pagó para que la disfrutáramos. Las instrucciones e ideas alentadoras y fáciles de leer de Laura hacen que este viaje sea encantador y posible. Recomendamos de todo corazón *Treinta días para desintoxicar su vida*".

Happy y Dianne Lehman, pastores principales, The Vineyard Church of Central Illinois; miembros del equipo ejecutivo de VUSA

"Laura Harris Smith es una de las personas más talentosas, creativas, divertidas e interesantes que he conocido. Me sorprende la forma en que continúa demostrándolo una y otra vez. ¡Laura seguramente se convertirá ahora en la reina de los batidos! con las recetas como 'Batido de banana con chips de chocolate para estimular el cerebro' y 'La mezcla para el cutis brillante'.

Paul McCulloch, dueño de la franquicia, Smoothie King International

"¡Enganchado desde el contenido! He leído durante años libros y materiales relacionados con la salud y el bienestar, y conocí a Laura a través del trastorno de su salud y su fe intensa. Oro para que este libro sea un éxito de ventas. Todos lo necesitamos. ¡Este libro es excelente! ¡Empecé a leer inmediatamente y ya comencé mi desintoxicación!"

Dr. Don Finto, fundador y director emérito, Caleb Company; pastor emérito, Belmont Church, Nashville, Tennessee

"Laura Harris Smith sobrepasó todas mis expectativas. Este libro ayuda a alinear el espíritu, el alma y el cuerpo. Me encanta su sencillez y gran profundidad. No se sentirá decepcionado".

Robby Dawkins, conferencista internacional y evangelista; autor de *Do What Jesus Did* y *Ladrón de Identidad*

30 DÍAS PARA DESINTOXICAR SU VIDA

LAURA HARRIS SMITH

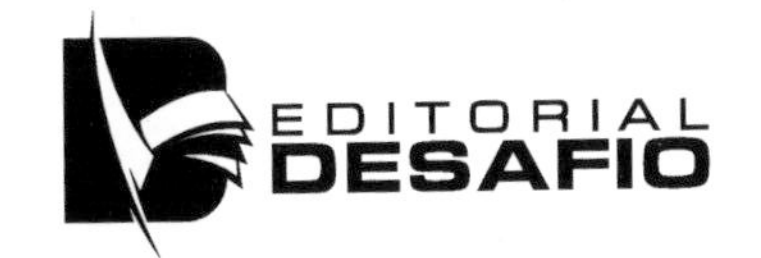

30 días para desintoxicar su vida por Laura Harris Smith

Traducción: Carlos Mauricio Páez García
Corrección de estilo: María Inés Garzón
Diagramación: Brenda Bustacara

Publicado y Distribuido por Editorial Desafío
Cra. 28A No. 64A-34, Bogotá 111221, Colombia
Tel. (571) 630 0100
E-mail: contacto@editorialdesafio.com
www.editorialdesafio.com

Categoría: Vida, Salud
Producto No.: 600089
ISBN: 9789587371451

Impreso en Colombia
Printed in Colombia

DEDICO ESTE LIBRO A...

Mi padre, Arlen, quien me enseñó a comer con mucho colorido y a envejecer con un cuerpo sano.

Mi madre, Adair, quien me enseñó que una casa desordenada es una mente desordenada.

Y a mi marido, Chris, quien protege y aprecia con atención y ternura mi espíritu.

Si todo el mundo pudiera tenerlos a los tres en su vida, este mundo sería un mejor lugar. . .
cuerpo, mente y espíritu.

CONTENIDO

Utilice el siguiente enlace privado para acceder gratuitamente a los videos diarios y a los alentadores correos electrónicos semanales durante su desintoxicación:

http://www.lauraharrissmith.com/faithdetox.html

Lea primero las secciones 1 y 2, y luego diríjase a este enlace, al momento de comenzar la sección 3, que es en realidad el primer día de su desintoxicación. Inscríbase en ese día para los mensajes de correo electrónico gratuitos de la sección, los cuales recibirá justo al comenzar cada nueva sección. También encontrará los videos diarios en esa misma página web.

Obtendrá acceso a apoyo diario, testimonios, ideas para la preparación de alimentos y conocerá a personas de todo el mundo que han realizado la desintoxicación de la fe, al inscribirse al grupo de Facebook gratis para desintoxicar la fe en treinta días:

https://www.facebook.com/groups/30DayFaithDetox

SECCIÓN

1

LA FE Y LA FÍSICA

La fe puede ser inconstante. Usted podría estar tentado a pensar que su fe tiene voluntad propia, si no fuera por el hecho que se trata de un don espiritual de Dios. De repente es su mayor apoyo, y al minuto siguiente actúa como si ni siquiera supiera su nombre. Un día usted reúne suficiente fe para mover montañas y respirar bajo el agua, y al día siguiente parece que no pudiera ni colocar un pie delante del otro. Y usted se da cuenta en ese momento que tiene que hacerle frente a esa fe fugaz y decir: "¡Regrese aquí! ¡Usted me metió en este lío y me va a sacar!", cuando le traiciona hasta el punto que usted está dispuesto a traicionar a Dios y a abandonar la misión misma en la que su fe le desafió a embarcarse.

Pero la fe verdadera no causa estragos; hace milagros. Es la moneda del cielo y el medio por el cual usted adquiere el cambio en su vida. Sí, Jesús lo pagó todo, pero Él no puede obligarle a querer el cambio. Jesús no le puede obligar a tener fe. Él puede disponer las circunstancias en su vida para hacer que usted lo necesite más, lo cual a veces lleva a roces con situaciones desesperadas. Pero la fe es la vía de escape. La fe es la Esperanza bien vestida con un lugar a dónde ir. Es la hija del Valor y la gemela de la Paciencia.

Usted y yo estamos aquí para hablar de la condición actual de su fe. Es el producto de los problemas pasados en su vida y su respuesta a cada uno. Después de cada prueba usted decidió levantarse y seguir adelante, o acostarse, reducir sus expectativas y alterar su sistema de creencias. Cada desafío preocupante, con los cuales está llena la vida, dejó sus residuos en su fe—buenos o malos— y afectó su postura hacia los que están por venir. Este libro tiene que ver con evaluar el estado actual de su fe y de ser honesto al respecto consigo mismo y con Dios para asegurar que su fe esté en una salud óptima y preparada para recibir la grandeza que Él le tiene.

La verdad es que si usted escribe una lista de todas las cosas que le convierten en una gran persona de fe y otra lista de todos sus problemas, ¡van a ser la misma lista! Los problemas aborrecen la fe, dado que estos ya no pueden ser el centro de atención. Pero entre ese momento cuando los problemas eclipsan a su fe y su fe asume de nuevo el centro de atención, es allí donde el verdadero usted da un paso al frente. La fe le permite a usted ser usted y a Dios ser Dios.

La fuerza de la fe

Muchos dicen que la fe le fortalece; que es un almidón mental que le prepara de forma instantánea para enfrentar cualquier prueba con gran determinación. Y si usted es un creyente en Jesús, ese fortalecimiento se convertirá en una parte de su vida cotidiana. La fe es un impermeable para el miedo, y no va a dejar que usted la deje morir. La fe le fastidiará y obstaculizará hasta que la deje vivir de nuevo y venza la prueba que enfrente. La fe es una fuerza obstinada.

El título de esta sección es "La fe y la física". ¿Qué tienen en común la física y la fe? La física es la ciencia de tres componentes específicos: la materia, la energía y la interacción entre ellas. Del mismo modo, la fe es la ciencia de tres componentes: el espíritu, la mente y el cuerpo. La forma en que estos tres componentes se relacionan es la base de este libro. Vamos a abordar cómo su espíritu, mente y cuerpo afectan a su fe, y cómo depurarlos y posicionarlos a los tres, de modo que deriven en una fe más fortalecida.

La física requiere de materia y movimiento, pero las Escrituras dicen que lo mismo ocurre con la fe. "La fe por sí sola, si no tiene obras, está muerta" (Santiago 2:17 NVI), y "sed hacedores de la palabra, y no tan solamente oidores" (Santiago 1:22 RVR1960). Así que la fe requiere de movimiento. Tal vez Santiago fue un físico.

Cuente con ello

Si pensar de manera científica acerca de la fe invisible es difícil para usted, entonces propongamos una ecuación tangible para la fe visible.

El álgebra es la técnica matemática de trabajar con las variables. Las letras representan las variables en las ecuaciones algebraicas; estas letras son en realidad números disfrazados. Las llamamos *variables* por una razón obvia: Los números que representan pueden variar.

No disfruté el álgebra durante los años de secundaria, pese a que me fue bastante bien en esa materia. Así que me duele decirle que la vida es como el álgebra. (Sí, la fe es como la física y ahora la vida es como el álgebra). Al igual que con el álgebra, hay un sinnúmero de problemas en la vida que necesitan soluciones. Los llamamos las *variables*, porque varían. La vida conlleva un sinnúmero de variables que pueden conducir a fluctuaciones impredecibles en nuestra fe. Los términos de la vida, de hecho, son los mismos términos utilizados en el álgebra: irracional vs. racional, valores absolutos, intersecciones, razonamiento deductivo, denominadores comunes y soluciones. Supongo que la única diferencia entre el álgebra y la vida es que el álgebra tiene "constantes", y usted no necesita que yo le cuente que no hay nada constante en la vida, excepto el Dador de la misma.

Si la fe es como la física y la vida es como el álgebra, entonces podemos proponer una ecuación algebraica que vuelve tangible a la fe:

$$PD - I(E) + CO/T = PS$$

¿La puede descifrar? Mírela de nuevo con cuidado. Significa: "Las Promesas de Dios, menos la Incertidumbre multiplicada por la Esperanza más las Confesiones Optimistas sobre el Tiempo es igual a las Promesas Satisfechas". Yyyyy. . . alguien por ahí simplemente se enamoró del álgebra por primera vez. Tal vez de la física, también.

Así como usted tiene que aprender a "hablar" el álgebra o la física, también tiene que aprender a "hablar" la vida. Y para hablar la vida, usted tiene que aprender la fe. La fe, en sus múltiples expresiones, es el alfabeto del idioma de la vida. Usted puede construir palabras mediante la fe, y las palabras de ese idioma construirán su vida. (Y si usted como yo prefiere el lenguaje más que las ciencias y las matemáticas, esto debería ser una muy buena noticia para usted).

Para todos los efectos y propósitos

El propósito de los siguientes treinta días es alimentar su fe, y para hacerlo, tenemos que poner su incertidumbre a dieta. Tenemos que poner su carne en ayuno. Usted debe disminuir para que Él pueda aumentar. Vamos a nutrir su fe, para que pueda prosperar, y privar a sus dudas de comida para que mueran. Su fe va a ser ágil, más dinámica y más intimidante a su enemigo, durante treinta días a partir de ahora.

El propósito de las primeras dos secciones, las secciones 1 y 2, es de prepararle para los treinta días. Estas deben leerse unos días antes de comenzar la sección 3, para que pueda reunir las provisiones y prepararse. Estas páginas introductorias prepararán su mente, espíritu, cuerpo, cocina, fe, calendario y más. Con todo reunido, usted va a lograr una limpieza total del "templo", lo que resultará en un usted más fuerte y más puro.

Debe aferrarse completamente a la fe, si se enfrenta ahora mismo a lo imposible en su vida, o incluso a lo mundano, y desea cambiar. Las dudas son astillas en los dedos de la fe; que le impiden hacer un agarre firme. Mi intención es que confrontemos treinta adversidades o reveses comunes de la vida que podrían, como astillas, interferir con el agarre de su fe. Treinta pruebas conocidas que pudo haber enfrentado a lo largo de su vida que dejaron grietas en su fe, algunas de hace mucho tiempo que ni siquiera puede recordar cómo llegaron allí. Usted va a dar un paso atrás y escuchará a su fe, la cual va a ser honesta y le dirá en el estado en que se encuentra.

¿Por qué necesita la fe? Por dos razones importantes: el placer de Dios y sus posibilidades: "No es posible agradar a Dios sin tener fe" (Hebreos 11:6 DHH); "Para el que tiene fe, todo es posible" (Marcos 9:23 BLP). Como ve, Dios sabe que usted desea tener fe. Ante todo, fue lo que le hizo un cristiano. Entonces, ¿por qué a veces lucha con creer que lo imposible es posible en su vida cotidiana, si ya tuvo fe en Jesús que resolvió su separación eterna de Dios que es imposible de obtener?

Cuando usted siente la necesidad de tener fe, significa que usted está en la mente de Dios justo en ese momento. Significa que Él tiene un obsequio u oportunidad para usted, por lo cual debe tomar su mano para ir a buscarlo. Significa que Él cree en usted. De modo que la fe no es un sentimiento. Es un ofrecimiento. Una propuesta hecha a la medida. Y la fe sólo fracasa cuando usted fracasa en tener fe.

Nadie quiere vivir con duda ni miedo, sin embargo, muchos cristianos lo hacen. Nadie quiere estar deprimido ni ansioso, sin embargo muchos cristianos lo están. Las toxinas invisibles de la duda, la desilusión, el desánimo, además de la acumulación de lo que parece la oración sin respuesta, pueden contaminar incluso la fe más firme, dejando tras de sí los síntomas que afectan el espíritu, la mente y el cuerpo, y dejando débil y vulnerable *al* Cuerpo de Jesús, en nuestro mundo caído.

El espíritu, la mente y el cuerpo: temas y toxinas

Los treinta días de la desintoxicación de la fe se dividen en cinco categorías, y se hace un enfoque de seis días en cada una. Las categorías son: (1) las toxinas del impacto social, (2) las toxinas económicas, (3) las toxinas relacionadas con la salud, (4) las toxinas relacionales y (5) las toxinas del propósito y la identidad.

¿Por qué cinco categorías? Porque descubrí durante mis casi treinta años en el ministerio que cada vez que alguien solicita oración, la necesidad cae en alguna de estas cinco áreas: oraciones por preocupaciones sociales, finanzas, problemas de salud, relaciones o crisis de identidad personal. Entonces, vamos a estudiar en el plazo de un mes, treinta toxinas universales de la fe que pueden infectar su espíritu, mente y cuerpo, dejándole luchando.

¿Cómo será cada día? En primer lugar, usted enfrentará directamente sus dudas, experimentará una depuración espiritual al adoptar una perspectiva bíblica sobre el asunto, recibirá aliento para mantenerse firme (o para levantarse) y aprenderá pasajes bíblicos para usar en oraciones que posibiliten el cambio y el progreso, con temas como "cuando no llega la sanidad", "no parece haber un avance", "la fe funesta (la pérdida de seres queridos)", "cuando fracasa el matrimonio" e incluso "las catástrofes mundiales".

Se abordarán a continuación los contaminantes emocionales, después de la rehabilitación espiritual diaria. Serán desenmascarados los residuos del miedo, de la desesperanza, de la falta de perdón y otros. Se incluyen oraciones y declaraciones llenas de fe para lavar su mente y prepararla para mantener un cambio y crecimiento duraderos. Seguirá la sanidad emocional.

Luego, abordaremos los síntomas que con frecuencia se manifiestan físicamente como resultado de las toxinas espirituales y emocionales, basándonos en la limpieza espiritual y emocional que acaba de ocurrir. Obtendrá al final del mes una desintoxicación completa del cuerpo, al seguir las recetas sencillas de limpieza nutricional correspondientes y empleando los alimentos como medicina. Su cuerpo se sanará de las tóxicas manifestaciones físicas provocadas por la correspondiente tensión espiritual o emocional, a través de ingerir líquidos purificantes, batidos, sopas, ensaladas sustanciosas y tés que desintoxican.

Limpiaremos tres sistemas orgánicos correspondientes del cuerpo, a medida que indaguemos en cada una de las cinco categorías anteriores. Se desintoxicarán todos los quince principales sistemas fisiológicos, al final de los treinta días. Se produce la limpieza total del templo entero, espíritu, mente y cuerpo, con oración tras oración, pensamiento tras pensamiento y órgano tras órgano. 1 Corintios 3:16 dice: "¿No saben que ustedes son templo de Dios y que el Espíritu de Dios habita en ustedes?".

Sistemas fisiológicos desintoxicados

Dedicaremos dos días a cada uno de sus quince sistemas fisiológicos, limpiándolos con cuidado y usando verduras, frutas, líquidos y nutrientes específicos para los órganos. El siguiente es el orden de la limpieza.

- Digestivo (boca, esófago, estómago, hígado, intestino grueso)

- Excretor (intestino delgado, colon, recto)
- Urinario (riñones, vejiga, vesícula biliar)
- Respiratorio (nariz, pulmones, faringe, laringe, tráquea, bronquios, alvéolos)
- Inmune (médula ósea, timo, glándulas)
- Linfático (bazo, ganglios linfáticos, conductos, amígdalas)
- Endocrino (hipotálamo, hipófisis, tiroides, suprarrenales, glándula pineal)
- Nervioso (cerebro, médula espinal, nervios)
- Reproductivos (ovarios, testículos)
- Cardiovascular (corazón, vasos sanguíneos: arterias, capilares, venas)
- Circulatorio (sangre, todos los vasos)
- Tegumentario (piel, pelo, uñas, glándulas sudoríparas)
- Esquelético (huesos, médula ósea, articulaciones, dientes, ligamentos, cartílagos)
- Muscular (músculos)
- Sensorial (vista, oído, tacto, olfato, gusto y equilibrio)

Ejercicio

Por favor continúe haciendo ejercicio, a medida que desintoxicamos estos quince sistemas fisiológicos, porque se activa todo el sistema linfático, que a su vez ayuda a drenar las toxinas que se eliminan de todos los demás sistemas del cuerpo. Probablemente no sea el momento de comenzar una nueva rutina vigorosa si se encuentra disminuyendo su consumo de calorías, pero sin duda ¡póngase en movimiento! Le serán muy útiles entre veinte y treinta minutos diarios de montar en bicicleta, caminar o incluso usar la máquina elíptica o cinta andadora.

Podrá encontrar además rutinas gratuitas de acondicionamiento físico, en algunos proveedores de televisión por cable, con todos los niveles de entrenamiento imaginables, desde la danza del vientre hasta el kickboxing y todo lo demás. No espere hasta el día 3. ¡Póngase en marcha y establezca nuevos hábitos de ejercicio que permanecerán con usted mucho después de haber completado la desintoxicación! *Pero* recuerde que debe comer más si se mueve más este mes.

Pesaje

No olvide pesarse al inicio de la desintoxicación. Verá que disminuirán esos números de la báscula, a menos que tenga graves desequilibrios hormonales que le impidan la pérdida de peso.

Pasemos ahora a discutir cómo vamos a lograrlo. Quiero dedicar algunos minutos para centrarme en la importancia, así como para recordarle del nexo tan estrecho que hay entre el cuerpo y el espíritu y el alma, dado que la desintoxicación física puede ser el componente más desafiante de nuestros treinta días juntos.

Limpiar la casa

Este es un buen momento para reconocer que Dios creó varios de sus órganos claves para realizar toda la desintoxicación por usted. Por ejemplo, el hígado, los riñones, la piel y los pulmones ya son excelentes filtros capaces de manejar los contaminantes ambientales típicos que son lanzados a su cuerpo (o se ocultan en los alimentos). Sin embargo, los filtros se ensucian. Se exigen demasiado. Así que el propósito de la parte física de esta desintoxicación es la de consentir su cuerpo, desinfectar su sistema de filtración y liberar sus órganos para que realicen mejor su trabajo.

Tal vez usted fue a ver un médico o nutricionista que le dijo que perdiera peso. Tal vez usted se esté preparando para una sesión de fotos, un debut de alfombra roja o esté tratando de caber en ese traje de boda. Tal vez se aproxime una reunión de la escuela secundaria en la que quiera verse bien o que encaje un vestido de un desfile de belleza (me he encontrado en esa situación). Tal vez usted sea un atleta con una competencia deportiva cercana y necesite la ventaja adicional de tener musculatura esbelta. Esta desintoxicación completa del cuerpo es para usted, sean cual sean sus razones.

La limpieza y desintoxicación restablecen los órganos mediante un ayuno personalizado. Sí, usted está a punto de embarcarse en lo que puede considerarse un ayuno, a pesar de que no será un ayuno absoluto (sólo agua). Espero que esto incluso redefina el ayuno para usted.

Sin embargo, si en cualquier momento en los próximos treinta días usted siente la necesidad de ir al siguiente nivel y eliminar los alimentos sólidos, durante algunos días, puede mantener las recetas de los batidos y/o jugos, siempre y cuando su médico o nutricionista no tengan objeciones. El ayuno líquido es un tremendo botón de reinicio para su cuerpo, además de los beneficios espirituales. El cuerpo descansa y luego utiliza la energía recuperada para empezar a repararse a sí mismo, durante el ayuno. Debido a esto, el ayuno es la manera más natural, sin mencionar la más rápida, para revertir la enfermedad, excepto, por supuesto, si se ha comprometido de forma irreversible la integridad celular del cuerpo. Pero aún así, se puede detener y evitar que avance la enfermedad.

Usted va a reponer cada órgano con nutrientes saludables que actúan como garras, extrayendo literalmente las toxinas y eliminándolas de su cuerpo, durante los próximos treinta días. Este proceso va a fomentar la pérdida de peso y potenciar la eliminación a través de los intestinos, los riñones y la piel, estimulando a su hígado a expulsar las toxinas de su cuerpo entero. ¡Rápidamente! ¿Perdió los pómulos y huesos de la cadera? ¡Busquémoslos!

Algunas personas van a comprar este libro únicamente para los treinta días siguientes de limpieza corporal total. Las limpiezas no son intimidantes y sí son mentalmente estimulantes. ¿Alguna vez ha leído detenidamente los libros de cocina que definen las "recetas fáciles" como "El haggis de cordero con nabos al estragón y berenjenas flambeadas"? ¡Ni hablar! Con el sólo título me dan ganas de cerrar el libro y dejarlo. Le doy mi palabra que será capaz de pronunciar todo en estas recetas y encontrará lo que necesite en la tienda del barrio.

Le animo a comprar productos orgánicos. ¿Por qué? Piense en ello: Ahora no es ningún secreto que los cultivos son normalmente rociados con pesticidas para evitar los bichos y generar una mejor rentabilidad. Entonces, ¿qué bien le hace al cuerpo desintoxicarlo, mientras le añade de nuevo más toxinas? Compre productos orgánicos siempre que le sea posible. Parece más caro hasta que contabilice el dinero gastado en el tiempo en visitas al médico, medicamentos, remedios caseros y trabajo perdido debido a las enfermedades causadas por comer mal. Coma productos orgánicos, coma productos locales o cultívelos usted mismo. Su abdomen, el presupuesto y el jefe se lo agradecerán.

Si siente que es absolutamente necesario, tiene la opción de comer todas las noches ochenta y cinco gramos de pollo o pescado orgánico con tal que no esté apanado y no se prepare con aceites perjudiciales. (Soy partidaria de usar únicamente aceites de oliva, coco, linaza o semilla de uva para este programa de desintoxicación). Pero va a comer o beber seis veces al día y no tendrá hambre, así que no piense que morirá de inanición.

Según una entrevista reciente con el doctor Woodson Merrell en el programa de televisión *The Dr. Oz Show*, la agencia estadounidense Centros para el Control de Enfermedades informa que cada uno de nosotros tenemos aproximadamente ciento cuarenta sustancias químicas tóxicas que residen en nosotros, y que estas toxinas están implicadas en el setenta por ciento de toda enfermedad crónica.[1] Por lo tanto, la desintoxicación es un beneficio.

Los alimentos vivos vs. los alimentos muertos

Mi padre era agricultor, al igual que mi abuelo. Recuerdo desde que era una niña que él siempre tuvo una huerta, y aprendí a comer todas las verduras que habían, una gran variedad de todos los colores que Dios pone en nuestras frutas y verduras. Papá llegaba de su huerta con una nueva especie que nunca había oído hablar y decía: "Cariño, pruébala una vez y si no te gusta, no tienes que volver a comerla". Así que la probaba. Y me gustaba. Ahora, como una gran variedad de especies.

Pero opté por los alimentos procesados cuando llegaron los años y tuve hijos pequeños. Eran más rápidos, más fáciles y más baratos. Eran los "alimentos muertos" que están guardados en cajas, bolsas o latas en medio de los supermercados, en contraste con los alimentos vivos que revisten las paredes y tienen que ser refrigerados, tales como los productos agrícolas, las carnes y los lácteos. Estaríamos más sanos, si todos hiciéramos compras a lo largo de la periferia de nuestras tiendas, donde están los enchufes.

Léase bien . . . los alimentos procesados son la nueva forma de fumar. Algún día vamos a mirar atrás y nos preguntaremos por qué los consumimos.

No sólo empecé a comer una gran cantidad de alimentos procesados, sino que empecé a trabajar más duro y a exigirle más a mi cuerpo, incluyendo el dar a luz a seis hijos. Además, tal como compartí en mi libro, *Seeing the Voice of God: What God Is Telling You Through Dreams and Visions* (Chosen, 2014), caí en un hábito heredado de tener sólo cuatro o cinco horas de sueño por la noche. Acumulé una deuda de sueño que me llevó al borde de la insuficiencia suprarrenal. ¿Y adivine qué? *Estaba* comiendo verduras *y* haciendo ejercicio *y* evitando las grasas perjudiciales. Pero en cierto modo me interesé superficialmente en el buen estado de la salud. Ya no era una prioridad diaria.

Lamentablemente, creo que esto describe a la mayoría de las personas. Y de alguna manera esperamos que nuestras pocas buenas decisiones compensen a todas las malas. Pero esto es como coser un edredón con tela rasgada y no prever el desenlace. Y los edredones no tienen que someterse a una fracción de las exigencias que le hacemos a nuestro cuerpo físico en un solo día. Somos una creación admirable. Debemos cuidarnos admirablemente.

Morir para vivir

Así que allí estaba, en la etapa III del agotamiento suprarrenal, y en la etapa IV es donde todos sus órganos dejan de funcionar. La mayoría de mis sistemas fisiológicos ya estaban fallando. Siempre había sido la imagen de la salud. Esbelta, delgada, vibrante, activa. Me decían frecuentemente que me veía diez o quince años más joven de lo que tenía. Ahora me sentía vieja, ojerosa y con necesidad rápida de respuestas. Mientras que algunas personas prefieren los análisis de sangre, y otros, los análisis de saliva o de orina, llegué a tener los tres. Y si bien, algunas personas prefieren a los nutricionistas con un enfoque integral y otras a los médicos convencionales, utilicé ambos. Llámeme una escéptica. Llámeme una desesperada.

Pues bien, los análisis de sangre revelaron mis niveles de TSH (hormona estimulante de la tiroides) que estaban muy en el rango del hipotiroidismo, lo que fue confirmado por mi temperatura corporal, que descendía a veces a niveles tan bajos como 34.7 ºC (siendo el normal 37 ºC). Esto significó un metabolismo lento, que con el tiempo llegó a una parada súbita que dio lugar a un aumento de peso. Mi sistema reproductivo se enloqueció a mediados de mis treinta y tantos años, después del nacimiento de nuestro sexto hijo. Dejó de funcionar por completo a comienzos de mis cuarenta. Esto condujo rápidamente a la pérdida ósea y a dos dientes astillados (después de toda una vida sin caries) y una costilla rota en un extraño accidente.

Todas mis glándulas suprarrenales dejaron de producir el cortisol (necesario para reducir el estrés) y la adrenalina (necesaria para la energía). Mi sistema digestivo tampoco estaba en buen estado, con la presencia de bacterias nocivas en mi intestino delgado. Mi páncreas hacía berrinches, y mi azúcar en la sangre, que siempre había sido clasificada como hipoglicemia o baja, de repente ascendió. Los análisis de sangre ahora revelaron que era pre-diabética. Una batalla de varias décadas de disfunción neurológica en forma de pequeñas convulsiones, que había mejorado cada vez más, tuvo un retroceso repentino. Ahora me estaba sometiendo a resonancias magnéticas para detectar si existían tumores de la hipófisis y anomalías del hipotálamo.

Lo más urgente de todo era que mi hígado y vesícula biliar parecían fatigados. Me dijeron que necesitaban una desintoxicación de forma rápida, ya que con esos filtros obstruidos, ¡mi cuerpo no podría beneficiarse de los regímenes de medicamentos ni suplementos que necesitaba para todos los demás sistemas fisiológicos en crisis! Tenía una extraña laguna mental, mi vista estaba fallando, mi piel se estaba adelgazando y mi pelo se caía. Mis niveles de calcio, vitamina D y de antioxidantes eran peligrosamente bajos, y mi ánimo y energía creativa fueron decayendo al mismo tiempo.

Mis niveles de pH corporal eran muy ácidos (pH significa "el potencial de hidrógeno"), que podía haber sido un indicador de todo tipo de cosas, incluyendo cálculos renales. Y mis riñones sin duda parecían fatigados, con base en unos resultados altos de densidad relativa que revelaron leucocitos anormales en la orina. La escala de pH va de 0 a 14, con un equilibrio perfecto en un neutro 7. Los niveles por debajo de 7 indican un cuerpo ácido y por encima de 7, alcalino. La mayoría de las enfermedades tienen dificultades para prosperar en un cuerpo más alcalino, mientras se dice que todo tipo de enfermedades prosperan en los cuerpos ácidos, incluyendo el cáncer. Algunas investigaciones indican que el pH dentro de un tumor puede ser tan bajo como 6. Mi pH registrado estuvo en 5, por lo que sin duda era ácido, y en situación de riesgo.

Varias pruebas de esfuerzo específicas mostraron que mi cuerpo ni siquiera permanecería en una condición alcalina (más segura). Dicho de otro modo, mi cuerpo físico estaba en lo que los profesionales de la salud llaman un "estado de híper vigilancia", que es un estado interminable de tratar de recuperarse por sí mismo. La sanidad estaba siempre fuera del alcance para mi cuerpo estresado (ni hablar de mi mente). Ambos estaban constantemente ocupados. Imagínese ahora el peligro añadido de la falta de sueño. Un sistema inmunológico necesita del descanso para poder centrar toda su atención en la sanidad del cuerpo, y si usted está ocupado todo el día y también casi toda la noche, su cuerpo nunca, pero nunca se curará adecuadamente. El sueño es el mejor amigo del sistema inmunológico.

La inflamación

¿Qué es la inflamación? Antes que nada, es buena y mala; es una molestia necesaria. Al igual que un dolor de cabeza es una molestia, la inflamación es necesaria porque es un síntoma de que algo está mal en otro lugar (incluso con las migrañas). De esta manera, el dolor de cabeza se convierte en un indicio, un regalo, que nos pone en la búsqueda para descubrir la raíz de la inflamación, a menos que nos mantengamos tomando antiinflamatorios como el ibuprofeno (o cualquier otro analgésico) para enmascarar el dolor.

Así que esa es la bendición y la molestia de la inflamación, y mi cuerpo estaba lleno de ella, pero si necesita una definición más científica, aquí está: *La inflamación es el esfuerzo del cuerpo para auto-protegerse.* Su objetivo es apresurar la sanidad en el lugar de la enfermedad o la lesión y empezar a retirar los estímulos irritantes y nocivos e incluso las células enfermas, dañadas. Se trata del sistema inmune de nuestro cuerpo en acción. Siempre que haya deficiencias o enfermedades, dentro o fuera, la inflamación es la reacción biológica para eliminar dicha deficiencia y comenzar el proceso de reparación. Todo mi cuerpo estaba inflamado, trabajando desesperadamente para curarse.

Es posible que usted haya considerado que la inflamación es el dolor, enrojecimiento e hinchazón producto de la lesión en un dedo del pie, lo cual es así, pero mayor. Es cierto que cuando uno se lesiona un dedo del pie se enrojece, duele y tal vez se inflame, pero se debe a que su sistema inmunológico está enviando flujo sanguíneo al lugar de la lesión en un intento por remediarlo. El dolor tiene un origen y el enrojecimiento tiene una razón. ¡La sanidad está en camino!

Pero ahora imagínese que se ha producido una lesión o enfermedad en el interior de su cuerpo. Tal vez la "lesión del dedo del pie" está en alguno de sus órganos internos en la forma de una enfermedad o una lesión interna. Aunque es invisible, aún está presente, y su sistema inmune divinamente experto no descansará hasta que vea que llega la sanidad.

El problema con las enfermedades crónicas es que el cuerpo vive en un constante estado de inflamación, lo que hace que el sistema inmunológico trabaje horas extras; por lo tanto, está en un estado constante de reacción. Esto en realidad puede ser medido con un análisis de sangre llamado prueba de proteína C reactiva (PCR). Se realiza con frecuencia para determinar el riesgo de la enfermedad cardíaca o del derrame cerebral, pero también puede ser usado para medir la inflamación, dado que esta proteína especial aumenta en el torrente sanguíneo, cuando está presente cualquier tipo de inflamación corporal. Un pH muy bajo, lo que yo tenía, también es una medida de una inflamación aguda.

Si usted está interesado en examinar su propio nivel de pH, puede comprar tiras indicadoras de pH en la mayoría de las farmacias (o pedirlos en línea) y analizar su orina y saliva, comparando el cambio de color de la tira con el gráfico adjunto de resultados. La orina y la saliva al despertar son las mejores, ya que el cuerpo es más ácido cuánto más temprano se realiza la medición, y usted desea obtener una idea de cuáles son sus niveles más ácidos (y peligrosos). Totalmente neutro es un nivel de 7 en ambas, con lecturas de orina ideales entre 6,5 y 7,0 y de saliva ideales entre 7,0 y 7,5. Y recuerde, la cura para los niveles de pH ácidos es consumir más verduras y frutas, ¡lo que usted está a punto de hacer!

Lo que eliminé

En primer lugar me enfoqué en mi dieta, con la ayuda de una nutricionista experta (y científica titulada) Anne Reed. Tenía que darle menos a mi cuerpo para hacer digestivamente, lo que significaba liberar mi dieta de alimentos difíciles de procesar, ya que mi cuerpo se esforzaba mucho para sanarse. Concretamente, el trigo. Para finales del 2012 eliminé todo el gluten de mi dieta. Por supuesto, el gluten se encuentra en casi todo (incluso en algunos brillos labiales), por lo que es imposible decir que no he tenido ninguno en absoluto. Pero ya no se encuentra en el menú de mi vida. ¿Por qué tan extrema para alguien que no tiene la enfermedad celíaca?

El gluten es básicamente el "pegamento" que amasa al pan, y es una mezcla de dos proteínas que se encuentran en ciertos cereales, especialmente el trigo. Recuerdo que pensé, *¿Qué hay de malo con el trigo? Jesús habló bien del trigo. Incluso lo comparó con los cristianos, ¿no es así?* Pero la verdad es que el trigo de hoy no es el trigo de la abuela, y desde luego, no es el de Jesús. No es el trigo de hace mil, cien o incluso sesenta años.

Los procesadores de cereales modernos descubrieron una manera de separar los componentes nutritivos del cereal en grano (el germen y el salvado) del endospermo, donde se encuentran la mayoría de los carbohidratos, en un esfuerzo por producir grandes cantidades de trigo a menores costos y mayores ganancias. Esta modificación genética dio lugar a una marcada reducción en la densidad de los nutrientes, por no mencionar el hecho que el pan refinado de hoy puede contener varias veces más gluten que el pan antiguo, en niveles que nuestro cuerpo nunca fue concebido por Dios para digerir.

De modo que no se digieren. Sí, a veces el gluten en sus panes y pastas sólo se asientan en su intestino y se pudren. Como resultado, los panes de trigo refinados de hoy causan mucha inflamación.

Esta "refinación" también hace que el trigo de hoy aumente rápidamente los niveles de azúcar en la sangre. Este aumento causa estragos en el cuerpo. Gran cantidad de energía interna tiene que centrarse en calmar esta reacción, incluso en los cuerpos más sanos. En mi caso, con mi páncreas e hígado trabajando ya horas extras para curar la inflamación, darles una cosa más para hacer era como el faraón que le exigía a los esclavos hebreos que hicieran más ladrillos con menos paja. Así que le di a mi cuerpo un regalo y dejé el trigo. Me lo ha agradecido repetidas veces desde entonces. Pérdida de peso. Más energía. Y la eliminación de mi hinchazón.

También dejé el azúcar. Mi nutricionista me dijo que era vital. Esto tiene sentido, porque si el trigo se convierte en azúcar y provoca aumentos pronunciados de azúcar en la sangre, no haría ningún bien en dejar el trigo y todavía ingerir azúcar, ¡lo que obviamente genera picos en el nivel de azúcar!

Lo que volví a incluir

Prácticamente no hay ninguna receta o plato que tuviera antes que no puedo disfrutar ahora; sólo significa que reemplazo el trigo y el azúcar con ingredientes simples de mi elección. Me gusta la dulzura natural de la estevia, la miel, los cristales de coco y el xilitol natural, y no siento que me haga falta ni una sola cosa. Todavía como el pan, pero en lugar de harina de trigo utilizo de almendra, arroz y otras harinas.

Ahora que sé qué comprar, esos elementos están en mi senda conocida de mi supermercado del barrio. Y opté por no volver al trigo y al azúcar, a pesar de que terminó mi crisis corporal y mi sistema inmunológico no está trabajando horas extras para detener la inflamación. ¿Por qué habría de hacerlo? No voy a regresar a Egipto.

También empecé a ingerir algunos suplementos maravillosos a medida que reconstruí mi dieta, para comer otra vez la variedad que me enseñó mi padre. Y lo más importante, cambié la salud del sueño. En realidad, me incapacitaron en un momento dado para tener estricto reposo en cama. De hecho escribí *Seeing the Voice of God* en reposo total en cama, por lo que su éxito sólo se puede atribuir a la gracia y la bondad de Dios, se lo aseguro. Pude sentir el punto en el que mi laguna mental comenzó a disiparse durante mi recuperación. Sabía que estaba escribiendo ese libro en medio de un milagro. Tenía la razón. Y ahora me honra cuando leo los comentarios en línea de los lectores que dicen que obtuvieron también milagros mientras lo leían. Incluso ahora los milagros ocurren en nuestras conferencias ministeriales. ¡Sólo Dios puede hacerlo! ¡Él tomó mi enredo y lo convirtió en un mensaje!

Mis glándulas suprarrenales ya no estaban fatigadas en un lapso de seis meses, y ayudaban a estimular al resto de mi cuerpo hacia la sanidad. ¡Un examen de la proteína C reactiva mostró que ya no había más inflamación en mi sistema, en un poco más de un año! Una sorpresa añadida fue que desaparecieron las alergias estacionales y de origen animal de toda una vida. Si bien los gatos y los perros solían enviarme a la sala de emergencias con urticaria, dificultad para respirar y demás, ahora todas las criaturas de cuatro patas son mis amigas. Por primera vez en mi vida, puedo acariciar a los gatos, perros y tocar los árboles de Navidad naturales. Esto ocurrió como resultado de la eliminación de alimentos inflamatorios de mi dieta, sustituyéndolos por otros mejores y de la desintoxicación de mi sistema. Desintoxiqué mi cuerpo entero, órgano tras órgano. Ahora experimento, día tras día, semana tras semana y mes tras mes, los años más saludables de mi vida, al llegar a mis cincuenta.

Por qué le puedo ayudar

Espiritualmente: Es cierto que soy una ministra licenciada, pero me puede llamar pastora como a Raquel o a Séfora, si esto coincide mejor con su teología. No soy una persona de "títulos"; no me importa en lo más mínimo, siempre y cuando pueda seguir pastoreando a las ovejas. He pasado los últimos veinticinco años de mi vida poniéndome a disposición de las personas, para prestar apoyo espiritual, si contabilizo el tiempo antes y desde mi ordenación como pastora. Si se cuenta el hecho que asesoraba espiritualmente a compañeros de la escuela en ambientes organizados, desde el penúltimo año de la escuela secundaria, la cifra asciende a más de 35 años. He orado, ayunado, profetizado y llorado con hijas, hijos, padres, madres, esposos y esposas sobre sus hijas, hijos, padres, madres, esposos y esposas.

He visto patrones de pecado interrumpidos rápidamente, adicciones rotas, matrimonios reformados, maldiciones generacionales invertidas, familias restauradas, corazones tristes alentados, problemas financieros resueltos, el Espíritu Santo derramado y vidas reconstruidas.

He visto milagros que se manifiestan ante mis propios ojos. Para la gloria de Dios, he impuesto mis manos sobre personas que han recuperado la visión física, oídos sordos abiertos, cánceres erradicados, VIH revertido, dolor crónico desaparecido, vientres estériles abiertos, diagnósticos médicos cambiados y mucho más. Vi crecer una pierna por centímetros en mis manos; escuché los huesos salir de la columna vertebral hacia la cadera mientras sucedía. Es verdad. No tengo ninguna razón para mentir ni tratar de impresionarle, y tengo a Dios para responder si lo intentara.

Es la obra de mi vida, con lo ingrata que a veces puede ser. Mi marido y yo somos pastores bi-vocacionales y recibimos individualmente pequeñas prebendas de nuestra iglesia. Hacemos lo que hacemos, porque Dios nos "lavó el cerebro", para amar y ayudar a las personas, ya sea que nos amen y ayuden de vuelta o no. Gracias a Dios, la mayoría lo hace. Ellos ven nuestro corazón. Saben que sentimos el fracaso cuando ellos fracasan y que nos sentimos ganadores cuando prosperan. Nos encanta "vivir" con la gente. Así que quiero que sienta que vivo la vida con usted, mientras lea este libro y siga esta desintoxicación de la fe. Estoy orando por usted.

Emocionalmente: He aprendido a aconsejar, confrontar y atender a personas de casi todos los tipos de personalidad, debido a las innumerables almas con las que me he arrodillado. He aprendido rápidamente a emplear el don espiritual del discernimiento de los espíritus para acelerar cualquier sesión. No me gusta tener pelos en la lengua. Desprecio perder el tiempo. Me gusta ver a la gente cambiada, y puedo notar durante los primeros minutos, si realmente quieren el cambio. Si no, soy bien conocida por decirles que vuelvan cuando estén listos. No pasa mucho hasta que son serios sobre el cambio, de modo que he preferido cancelar el tiempo, para alguien que realmente lo sea. La compra de este libro demuestra que usted sí lo es.

Físicamente: En cuanto a la ayuda para su cuerpo, mi segunda oportunidad de vivir con una mejor nutrición me llevó de vuelta a la escuela, para convertirme en una C.C.N. (consejera certificada en nutrición). Se trataba de una extensión natural de mi nueva apreciación de la nutrición bíblica. Esa decisión no fue para convertirme en una especialista en nutrición, sino para ayudar a capacitarle, a mis lectores, sobre la importancia de la "medicina original".

No le habría creído, si usted me hubiera dicho cuando yo estaba en el proceso de la desintoxicación de mis órganos y luchando por mi vida, que algún día estaría certificada para utilizar esa misma información, para ayudar a los demás. Estaba demasiado ocupada tratando de vivir, aprender, desaprender y orar por la intervención de Dios, para que mi marido no tuviera que terminar solo criando a nuestros hijos. Desde luego, no habría podido reconocer que estaba acumulando revelaciones culinarias, que algún día ayudarían a los demás. De hecho, alguna vez alguien profetizó que un día yo escribiría un libro de cocina. Me reí literalmente en voz alta, al ver que no me gusta cocinar. Aquí estoy ahora. No puedo recordar quién era esa persona, pero tal vez la primera receta aquí debería tener algo que ver con tragarse el orgullo.

Esto es lo que sé: La medicina no me sanó; la comida me sanó. Los alimentos de Dios. No tuve fórmulas médicas que me trajeron de vuelta desde el borde de la muerte. No es que la medicina convencional sea mala; le aseguro que *no* estoy en contra de la medicina. Tampoco quiero que usted lo esté. Pero incluso si hubieran existido fórmulas médicas que pudieran haber curado mis sistemas orgánicos que estaban fallando, mi cuerpo todavía habría estado sin los nutrientes necesarios, los nutrientes que no se habrían encontrado en esas fórmulas médicas. El resultado habría sido un ciclo interminable de medicar nuevos síntomas. Sólo los nutrientes que Dios hizo en el tercer día de la creación y que colocó en las plantas, hierbas, minerales, frutas y vitaminas me trajeron la plenitud total, algo que es más amplio que la sanidad.

Dios decidió más bien añadir su "sobre" a mi natural y me permitió participar en mi recuperación, cuando estaba orando que apareciera lo sobrenatural. Dios me obligó a cooperar con Él al descubrir y participar en la salud que Él colocó en los alimentos, miles de años antes de que yo los necesitara. De esa manera puedo mantener mi milagro.

Y lo he hecho.

Doble verificación

En primer lugar, espero que consulte con su médico o nutricionista, antes de comenzar esta desintoxicación. Especialmente si usted:

- está embarazada o está lactando
- tiene cáncer activo

- tiene alergias a los alimentos
- tiene alguna enfermedad mental
- es menor de dieciocho años
- tiene alguna enfermedad hepática o hepatitis
- tiene diabetes tipo 1
- toma medicamentos para el trastorno bipolar
- tiene alguna alergia a cualquier alimento o ingrediente nombrado aquí

Si usted tiene alguna afección médica, consulte a su médico o nutricionista, antes de comenzar este programa.

Este programa de desintoxicación no tiene la intención, por supuesto, de diagnosticar, tratar, curar o prevenir ninguna enfermedad. Infórmele a su médico que va a utilizar alimentos desintoxicantes, para nutrir su cuerpo durante treinta días. Creo que él o ella estarán felices que esté mejorando su nutrición. Si su médico tiene alguna preocupación acerca de afecciones preexistentes, asegúrese de tenerlas en cuenta. Informe a su médico que usted *no* suspenderá ninguno de sus medicamentos, y dígale a su nutricionista que va a continuar con todos sus suplementos.

Y compruebe cuidadosamente las interacciones de los medicamentos. La toronja, por ejemplo, a veces puede interferir con los medicamentos de estatinas para inhibir el colesterol, así como los medicamentos para el VIH, los bloqueadores del canal de calcio (medicamentos para la presión arterial), los antihistamínicos, los analgésicos y los fármacos psiquiátricos. Si se consume cualquiera de estos (u otras drogas) usted probablemente ya sabe qué alimentos evitar, pero haga una doble verificación, consultando con su médico. Él o ella está bien versado en el juramento hipocrático y sabrá que fue Hipócrates mismo quien dijo: "¡Que tu alimento sea tu medicina, y que tu medicina sea tu alimento!".

El vínculo entre el intestino y el cerebro

¿Sabía que hay un vínculo entre el estómago y sus pensamientos? ¿Alguna vez ha tenido una "reacción visceral" o una "corazonada"? ¿Y qué de todas esas otras expresiones tales como "odiar a alguien con toda el alma", "hacer de tripas corazón" o "no tiene corazón"? ¿Y qué de la simple sensación de tener "un estómago nervioso" o "cosquillas en el estómago" o experimentar tal ansiedad severa con el miedo escénico que desee vomitar? ¿Cree usted que hay alguna relación entre el estómago y el cerebro? La ciencia dice que sí.

Un artículo titulado "El vínculo entre el intestino y el cerebro" en una publicación sobre la salud de la Facultad de Medicina de la Universidad de Harvard explica lo siguiente:

> El cerebro tiene un efecto directo sobre el estómago. Por ejemplo, la sola idea de comer puede liberar los jugos gástricos antes de ingerir la comida. Este vínculo es en ambos sentidos. Un intestino con problemas puede enviar señales al cerebro, al igual que un cerebro con problemas puede enviar señales al intestino. Por lo tanto, el malestar estomacal o intestinal de una persona puede ser la causa *o* el producto de la ansiedad, el estrés o la depresión. Esto se debe a que el cerebro y el sistema gastrointestinal (GI) están íntimamente relacionados, tanto es así que deben ser vistos como un solo sistema.[2]

¿Lo captó? "El malestar estomacal o intestinal de una persona puede ser la causa *o* el producto de la ansiedad, el estrés o la depresión". Así que si pudiéramos ponerle fin a su malestar intestinal, ¿podríamos erradicar su ansiedad, síntomas de estrés y depresiones? ¿Podríamos al menos mejorarlas? Y a la inversa, ¿podríamos mejorar o incluso erradicar muchas enfermedades gastrointestinales al reducir el estrés? Escuche la opinión del artículo de Harvard sobre la materia:

> Sobre la base de estas observaciones, se podría esperar que al menos algunos pacientes con enfermedades gastrointestinales funcionales pudieran mejorar con la terapia para reducir el estrés o para tratar la ansiedad y la depresión. Y, por supuesto, la revisión de trece estudios mostró que los pacientes que tuvieron enfoques basados en la psicología experimentaron una mayor mejoría en sus síntomas digestivos, en comparación con los pacientes que recibieron el tratamiento médico convencional.

Si la ciencia confirma el vínculo íntimo entre el estómago y el cerebro, entonces seguramente lo que entra en el estómago (los alimentos y las bebidas) puede afectar lo que ocurre en el cerebro (los pensamientos y la personalidad). Esto significa que lo que usted come afecta lo que piensa y lo que piensa afecta lo que come. En pocas palabras, sus alimentos afectan sus pensamientos.

El vínculo entre los alimentos y la fe

Así, pues, reflexione sobre la siguiente pregunta: ¿Es posible que sus pensamientos puedan afectar su fe? Porque si es así, entonces podemos ir al siguiente nivel y presentar el argumento que sus alimentos afectan su fe. Permítame desmenuzarlo para usted. La Universidad de Harvard declaró que "el cerebro y el sistema gastrointestinal (GI) están íntimamente relacionados, tanto es así que deben ser vistos como un solo sistema". Esto significa que lo que le ocurre a uno, le afecta al otro. Uno procesa los alimentos, mientras que el otro procesa los pensamientos. Por lo tanto, es fácil ver cómo los alimentos y los pensamientos pueden afectarse mutuamente. Así que si se sugiere que lo que usted come afecta lo que piensa, y si se puede demostrar bíblicamente que lo que usted piensa afecta su fe, entonces se puede decir que lo que come actualmente afecta su fe.

Piénselo. Usted podría impulsarse a sí mismo químicamente hacia la duda, en este mismo instante. ¿Tiene un mal día? ¿Tiene pensamientos negativos? ¿Tiene dificultades para reunir un grano de mostaza? ¿Y qué si se trata de algo que comió anoche? Intoxicación espiritual.

Esto no es para minimizar la influencia de la interferencia demoníaca con nuestra fe. Luchamos a veces contra los espíritus malignos para mantener diariamente nuestra fe. Pero recuerde, somos tripartitos: espíritu, mente y cuerpo, y por lo tanto, no debería sorprendernos la forma en que son interdependientes el uno del otro, para la salud total del templo.

Así que escuchemos lo que la Biblia dice acerca de la relación entre la fe y los pensamientos. Santiago 1:3-8 define la duda como "indecisión", lo que indica que la mente puede afectar nuestra fe: "Pero que pida con fe, sin dudar, porque quien duda es como las olas del mar, agitadas y llevadas de un lado a otro por el viento. Quien es así no piense que va a recibir cosa alguna del Señor" (Santiago 1:6-7).

Y Filipenses 3:15 muestra que se entrelazan la fe y los pensamientos maduros: "Todos los que ya poseemos una fe madura, debemos pensar de esta manera. Si en alguna cosa ustedes piensan de otro modo, Dios les hará ver esto también". (DHH).

Y, por último, Isaías 26:3 parece relacionar la confianza en Dios con los pensamientos: "Al de carácter firme lo guardarás en perfecta paz, porque en ti confía".

No es ninguna sorpresa para mí que la ciencia esté demostrando que "el cerebro y el sistema gastrointestinal (GI) están íntimamente relacionados, tanto es así que deben ser vistos como un solo sistema". Piense en cómo el ayuno afecta su fe como evidencia de ello. El verdadero ayuno consiste en la eliminación de algunos o de todos los alimentos de la dieta, acompañado de la oración, y en cualquier momento que he ayunado he alcanzado un nuevo nivel en mi fe. Tal vez haya una razón fisiológica para esta profundización de la fe: La desintoxicación y la limpieza del estómago generan un pensamiento más claro y una fe más nítida. Una vez más, esto no es para socavar el milagro espiritual del ayuno. Es sólo para confirmar que la relación entre el intestino y el cerebro también podría proporcionar una relación entre los alimentos y la fe.

Observe los siguientes pasajes bíblicos desde una nueva perspectiva y vea si tal vez relacionan a los alimentos con la fe, o con la duda en ese sentido:

"Pero el que tiene dudas en cuanto a lo que come, se condena; porque no lo hace por convicción. Y todo lo que no se hace por convicción es pecado" (Romanos 14:23); "No sólo de pan vive el hombre, sino de toda palabra que sale de la boca de Dios" (Mateo 4:4 RVC).

Así que como puede ver, las desintoxicaciones físicas que vamos a llevar a cabo no sólo son un agregado para la correspondiente limpieza espiritual y emocional que va a realizar cada uno de los treinta días. Nos estamos centrando en el aspecto físico, porque lo que usted come podría afectar sus pensamientos y su fe, y, por lo tanto, podría estar químicamente impulsándolo hacia la duda. Si es así, vamos a cambiar en treinta días la química de su cuerpo y, ¡desintoxicar su fe!, junto con la limpieza espiritual y emocional.

Les formulo a las personas preguntas difíciles sobre el espíritu, la mente y el cuerpo, cuando las pastoreo en la iglesia Eastgate Creative Christian Fellowship, donde mi marido y yo servimos en el ministerio en Nashville, Tennessee. Les ayudo a establecer metas. He visto a matrimonios restaurados, paz recuperada, hijos que vuelven a casa, depresión terminada, pérdida de peso, cuerpos sanados, nacimiento de nuevas carreras y mucho más, en mis décadas de asesoramiento espiritual a los demás. Quiero hacer lo mismo por usted, como si estuviera sentada con usted, pastoreándole.

¿Está listo para trabajar?

SECCIÓN

2

PREPÁRESE PARA SORPRENDERSE

Vamos a empezar con una analogía, en caso que se esté preguntando lo que realmente podemos lograr en su espíritu, cuerpo y mente en escasos treinta días.

¿Qué pueden hacer efectivamente treinta días?

Supongamos que a partir de hoy usted toma una decisión. Digamos que usted está emocionalmente cansado de mantener la esperanza de una vida mejor. Usted decide hacer una locura, tirar la toalla y desechar sus metas para el mejoramiento de sí mismo.

Entonces digamos que usted decide que perdonar a los demás no le ha llevado a ninguna parte en la vida, y por lo tanto saca a la luz todo rencor que alguna vez ha sentido y luego los aviva. Rememora los recuerdos vergonzosos de sus días escolares, los roces con los anteriores colegas de trabajo, los enfrentamientos en las reuniones familiares. Incluso recuerda las disputas con los vecinos molestos. Hace un recuento de los males de las personas que le han herido y revive cada ofensa. Entonces decide llamar a cada persona y emitir un justo castigo. Muchos de ellos se vengan en defensa, y surgen nuevos y aún mayores rencores. Se cortan los puentes.

Espiritualmente, usted siente el desagrado de Dios por la toxicidad de la falta de perdón, de modo que expresa también su ira contra Él y rechaza Su voz. Usted le recuerda todas las oraciones que no fueron respondidas de la forma que usted quiso y de cada centavo que usted dio en el plato de la ofrenda que no pareció venir con ninguna retribución. Realmente hay un montón de "fruto" por sus oraciones y sus ofrendas, pero en este momento, no los puede ver. Usted deja de ir a la iglesia, porque condena demasiado, elimina a todos sus amigos de las redes sociales que le recuerdan de la iglesia o de Dios, deja de leer la Biblia, se borra de todos los devocionales cristianos en línea. . . y se esconde. Nace la amargura.

Físicamente, el cuerpo comienza a mostrar los síntomas de esta intoxicación espiritual y emocional. El veneno se propaga rápidamente a sus decisiones con respecto a la salud. Usted se encuentra conformándose con la felicidad temporal que ofrecen los alimentos reconfortantes y los consume frecuentemente. Debido a la falta de paz en su vida, ahora necesita una copa de vino cada noche para poder dormir, luego con el tiempo dos o tres. Se sume en la depresión. Esto le lleva a visitar a su médico, quien le da medicamentos para ayudarle a dormir, y, finalmente, los estimulantes para ayudar a reactivar su metabolismo que ahora se hace más lento.

Su rostro, sus tobillos y su abdomen están inflamados y distendidos al final de un solo un mes, por las malas opciones alimenticias, y su peso aumentó, por no mencionar la pesadez que siente, por expulsar a Dios de su vida. La carga de las otras relaciones personales truncadas también es como una piedra de molino atada alrededor de su cuello. La pérdida de los amigos que alguna vez le trajeron alegría le ha llevado a un nuevo bajo nivel de dolor y agonía. Incluso tiene un pensamiento pasajero de quitarse la vida.

El mes milagroso

¡Vaya! ¿Ve los cambios que usted podría hacer en sí mismo en tan sólo treinta días? ¡Ahora dele la vuelta e imagínese el bien que podría hacer en esa misma cantidad de tiempo!

Podría llegar hasta el fondo de los traumas y de las pruebas que le causaron un adormecimiento en su fe. Podría enfrentarse a sus dudas y averiguar de dónde venían, ponerlos a descansar para siempre a medida que los concilia con la Palabra de Dios. Podría encontrar la paz con lo que considera la oración sin respuesta y ver revivida su esperanza. Podría ver que se contestan directamente esas oraciones, debido a la nueva condición de su fe y a la confianza en el poder de Dios.

También podría examinar sus relaciones personales y ver cuáles son buenas para usted y cuáles no lo son. Podría aprender a responder a las personas que ponen a prueba su paciencia y le ponen sus nervios de punta. Podría ir más profundo en cuanto al perdón y ver a Dios obrar en situaciones que no puede manejar con su propia fuerza. También podría aprender a recibir el amor de maneras que cambiarán su sentido de autoestima para siempre.

Sin embargo, es probable que vea los resultados tangibles más inmediatos en su cuerpo físico al eliminar, rehidratar, suprimir y erradicar. Imagínese: dormir mejor y pasar de estar agotado a estar emocionado a medida que nota los resultados en el espejo. Eliminar su inflamación, acabar con su abombamiento y pasar de estar rendido a renovado y de cansado a fortalecido*¡vaya!* Imagínese a sí mismo suprimiendo la celulitis, deslizando sus anillos ajustados y recuperando un aspecto radiante al establecer un estilo de vida más saludable.

Esta vez para siempre.

Esto es grande. Usted tiene una cita con su futuro. Es necesario hacer un voto para dedicar los próximos treinta días para sí mismo y para Dios y para no dar el brazo a torcer. Señores, permítame preguntarles: ¿Optaría por una noche con los amigos para ir a comer alas picantes en vez de presenciar el nacimiento de su primer hijo? Señoras: ¿Irían a buscar helado en lugar de asistir al funeral de su padre? No, porque ustedes saben cómo establecer prioridades. En este momento, *usted* es lo importante. Puede tomar la decisión de no estar de acuerdo con lo que quieren hacer los demás ni comer lo que ellos quieren consumir. Recupere su cuerpo, mente y futuro espiritual. Usted tiene un trabajo por hacer, y le voy a ayudar a hacerlo. Inmediatamente.

Setecientas veinte horas: tres desafíos

Hay setecientas veinte horas en estos treinta días. De esas setecientas veinte horas usted necesita dedicar doscientas setenta de ellas para dormir. Sí, es decir nueve horas por noche. Usted dice: "¡De ninguna manera!". A lo que yo respondo: "¡Claro que *sí*!". La duda y la incredulidad perjudican significativamente al cuerpo. La preocupación trae el insomnio. La fe trae el descanso. Así que vamos a tener que readaptar sus ritmos circadianos en el próximo mes y enseñarle a descansar de nuevo en verdadera paz. Si se aferra a esto, de todas maneras tendrá cuatrocientas cincuenta horas de vigilia para concentrarse en sanar su cuerpo, su mente y su espíritu.

Y he aquí otro reto para que usted obtenga el máximo beneficio de esta desintoxicación de la fe: Dele a Dios la décima parte de sus horas de vigilia, durante este mes. Así es, el diez por ciento de esas cuatrocientas cincuenta horas del tiempo despierto. Dicho de otro modo, póngase como objetivo pasar cuarenta y cinco horas en "tiempo de usted con Dios". Es decir una hora y media por día. Y usted lo va a necesitar.

He aquí cómo usted podría repartirlo. Divida esos noventa minutos en tres incrementos de treinta minutos. Dedique los primeros treinta minutos a leer el texto devocional para la desintoxicación de ese día y planifique los alimentos desintoxicantes para el día. Pase otros treinta minutos en oración, más tarde en el mismo día, pidiendo a Dios que le muestre cualquier lugar en el que la lectura le afectó espiritualmente. Usted va a comenzar durante este tiempo a sentir a Dios obrando para sanar su espíritu. Luego pase otros treinta minutos esa noche, orando sobre los desafíos emocionales del enfoque devocional de ese día. Recuerde que su cuerpo se va a estar desintoxicando todo el día, a medida que consuma cada alimento o bebida que purifican.

Tan solo imagínese cómo esto afectará su vida de oración, cuando haya completado estos treinta días. Habrá establecido un nuevo hábito de ser capaz de sentarse con el Señor y esperar en Él, escuchar y recibir la revelación de Él.

¿Está listo para darle la décima parte de sus horas de vigilia? Si bien los desintoxicantes y los purificadores cambiarán su cuerpo, son éstas cuarenta y cinco horas las que más van a reforzar los buenos cambios que ocurran en su espíritu y mente.

Pasemos ahora a discutir cómo lo vamos a lograr.

Prepare su cocina

Estoy muy emocionada por usted a medida que se esfuerza por la transformación total de su templo. Si bien la desintoxicación espiritual y emocional puede ser un proceso privado e interno, la limpieza de su cuerpo traerá resultados que todo el mundo puede ver, y pueden llegar más rápido de lo que se imagina.

Tenemos que alistar la cocina para este viaje. Disfrutará de tés relajantes, sopas agradables, batidos para eliminar la celulitis, ensaladas coloridas y malteadas deliciosas.

El consumo de carne se convirtió en un asunto arriesgado, debido a las múltiples toxinas, esteroides y antibióticos que se acumulan en los tejidos grasos de la carne animal. Al saber que algunos de ustedes van a desear de vez en cuando la carne, quiero asegurarme que usted entiende cómo hacerlo, de la manera más saludable posible, para que no corra el riesgo de ingerir más toxinas de nuevo (lo cual es fácil de hacer con las carnes de hoy), mientras se esfuerza mucho por eliminarlas con sus verduras. ¡Esto sería el equivalente de tratar de cepillarse los dientes, mientras que come las galletas Oreo! Simplemente decida que va a elegir sólo la carne ecológica de animales que se crían y alimentan humanitariamente. Recuerde: Somos lo que comemos. Si lo hace ahora, lo hará después de la desintoxicación y nunca volverá a comer alimentos dañinos. La comida es medicina. Antes y después de la desintoxicación.

Haga espacio: Usted tendrá que limpiar su despensa para dejar de lado los alimentos muertos que siempre busca cuando tiene hambre y está de prisa. Deshágase de esas papas fritas, galletas y otros alimentos en caja. Además, limpie su nevera para hacer espacio a los buenos alimentos que va a consumir y para disminuir la tentación de desviarse de su programa de desintoxicación. Póngase en marcha y deshágase de esos recipientes para las sobras de comida rápida, y renuncie a todas las provisiones secretas de dulces, escondidas en los cajones y armarios. ¡Venga! ¡No hay excusas!

Agua: No al agua del grifo durante este tiempo. Los filtros de las neveras rara vez atrapan las pequeñas porciones de las bacterias y los microbios y dañinos en el agua. Preferiblemente, dé un paso más e invierta en un sistema de filtrado de agua. El mío cuesta alrededor de ciento treinta dólares, y puedo sentir que mis órganos me lo agradecen cada día. Este pequeño compromiso les dio a mis órganos de filtrado menos para filtrar, de modo que se pueden concentrar en todas las otras toxinas impredecibles por ahí.

¡Como mínimo, usted podría comprar agua purificada en garrafones, aunque al final del mes usted habrá pagado por una buena parte de un nuevo sistema de agua! Debe beber la mitad de su peso corporal en onzas cada día. Si usted pesa 150 libras (68 kilogramos) necesita 75 onzas (2,2 litros). Una señal segura de que ingiere suficiente agua en esta desintoxicación es si usa el baño una vez cada una o dos horas.

Edulcorantes: Nada de azúcar. Los azúcares refinados son malos por múltiples razones. Pueden conducir a la diabetes, a la obesidad y al colesterol alto. Se puede sobrecargar el hígado con niveles altos de fructosa, conducir a la resistencia a la insulina y causar constantes niveles elevados de insulina, que contribuyen al cáncer.

Y, ¿mencioné que es altamente adictiva? Usted no necesita que me lo diga. Pero usted puede que no sepa que el azúcar provoca una liberación masiva de dopamina en el cerebro. Esta respuesta farmacológica puede conducir a la adicción severa (y, sin embargo es socialmente aceptable). La moderación no basta, para algunas personas; deben practicar la abstinencia total del azúcar. Es decir usted, durante los siguientes treinta días. Y recuerde: ¡el azúcar orgánica sigue siendo azúcar! Por favor evítela.

Más bien disfrute de los siguientes edulcorantes en esta desintoxicación: la estevia en sus múltiples formas (polvo, hojas, líquida), el agave, la miel, el xilitol. Añádalos a cualquier batido o líquido para potenciar su sabor dulce. ¡Sólo se requiere un poco! (Estos no se miden de la misma manera que el azúcar.)

Especias: No dude en mezclar cualquier hierba o especia a las recetas en cualquier momento. La canela es una adición especialmente deliciosa para casi cualquier cosa. Otros potenciadores del sabor son el ají en polvo, la cebolla en polvo, la pimienta roja, el eneldo, el comino, el jengibre, la albahaca, el perejil, el tomillo y el romero. Ahora es el momento de ir a examinar su gabinete de especias y reemplazar sus especias pasadas para obtener beneficios óptimos de salud.

Sé que va a encontrar que las recetas son deliciosas, pero recuerde, *son* su medicamento. ¡Se trata de una desintoxicación! Así que altere las recetas si es necesario, pero el último recurso es taparse la nariz y tragar. Siga con el programa.

Prepare sus aparatos

He aquí algunos aparatos que va a necesitar:

Licuadora: Sin duda alguna la necesitará para los batidos. Se pueden comprar licuadoras a muy bajo costo (a veces alrededor de diez dólares para un modelo básico).

Exprimidor: Esto sería beneficioso debido a las infinitas posibilidades que ofrece para las bebidas desintoxicantes (un exprimidor de muy baja gama se puede comprar por alrededor de veinte dólares).

Tetera: O cualquier electrodoméstico que pueda hervir el agua.

Olla: Usted va a preparar muchas sopas, por lo que va a querer una olla pequeña. Lo suficientemente grande para contener varias porciones, pero lo suficientemente pequeña para que todavía la pueda poner en la nevera y volver a calentar.

Y hay un aparato que *no* va a necesitar:

Microondas: No va a necesitar un horno microondas durante el próximo mes. ¡Espero que aprenda que se puede vivir sin él! Vuelva a calentar todas las sopas y tés en la estufa. Muchos estudios científicos han indicado los efectos perjudiciales de las hondas microondas sobre la nutrición, insistiendo que las hondas microondas causan que las verduras pierdan los antioxidantes y las vitaminas, vuelvan inertes las propiedades saludables, "desdoblen" las proteínas y, básicamente, maten a sus alimentos. Otros estudios no están de acuerdo, afirmando que no se produce daño alguno.

Sin embargo, los hornos microondas producen radiación, y muchos creen que esta se puede fugar y causar daño. Dado que las opiniones sobre este tema están bastante polarizadas y los riesgos son tan grandes, decidí invertir en un medidor de la radiación electromagnética, para llevar a cabo mi propio estudio sobre las hondas microondas. Estos medidores no son baratos, y yo quería lo mejor, así que mi hija Jessica y yo fuimos juntas y lo conseguimos. La Agencia Estadounidense de Alimentos y Medicamentos (FDA), la cual hace cumplir las estrictas normas de seguridad de los hornos microondas, afirma: "La mayoría de los hornos probados muestran poca o ninguna fuga detectable de microondas".[1] Pero mis dos hornos microondas mostraron un panorama drásticamente diferente, y lo mismo ocurrió con el de Jessica.

Probamos un modelo grande, un modelo pequeño de mesón y un modelo de alta gama. El medidor industrial fiable que compramos mostró un registro tan alto que la señal se quedó pegada a la derecha de la zona roja del rango "ALTO", mucho mayor que las últimas mediciones registrables cuando lo colocamos en las puertas de los tres hornos microondas, mientras estos se encontraban en operación. Dicho de otro modo, la radiación superaba los límites, mucho más allá de lo que generalmente se reconoce como seguro.[2] Obtuve un segundo medidor digital más pequeño, para verificar los análisis de mis hornos microondas, y produjo el mismo resultado. También mostró niveles anormalmente altos de fuga de las microondas.

Por lo tanto, mi hipótesis personal es que la FDA tiene una idea ingenua referente a las fugas de la radiación provenientes de los hornos microondas, pero al final, se emite más de lo que sabemos. Y si eso es lo que sucede por fuera del horno microondas, ¿cómo puede ser este más saludable para los alimentos con fitonutrientes vivos en su interior? En el mismo artículo de la FDA también dice: "Se sabe que la radiación de los hornos microondas puede calentar el tejido corporal de la misma manera que se calienta la comida". Por lo tanto, sin importar de qué lado se encuentre usted en este debate acalorado (juego de palabras), espero que todos estemos de acuerdo que no debe quedarse delante de su horno microondas mirando a su comida mientras se cocina (si en algún momento utiliza el microondas). Los niveles de radiación en mi prueba todavía estaban en la zona roja peligrosa cuando estuve a más de un metro de distancia del horno mientras estaba cocinando, y no pude estar en una zona segura sin salir por completo de la cocina.

Le animo a enamorarse de nuevo de su estufa y horno. Ambos serán útiles durante esta desintoxicación. También compré un horno tostador de convección de bajo costo hace unos años y ¡me encanta!

Prepare y compare sus listas

No tengo que decirle que lea cuidadosamente las etiquetas durante esta desintoxicación, ¡ya que no va a comer casi nada que venga con etiquetas! Estará comiendo todos los alimentos vivos o las sopas o las bebidas creadas a partir de estos. Y los puede consumir libremente.

He aquí una lista de los productos de los cuales se debe abstener en su totalidad, durante los próximos treinta días (por lo menos), y una lista de aquellos para disfrutar.

Lista de "No, gracias"

- Alcohol, gaseosas, nicotina
- Café, a excepción de los granos en los batidos
- Azúcar y edulcorantes artificiales
- Trigo y gluten
- Cereales, cualquier alimento empacado
- Dulces, chocolatinas
- Papas fritas, galletas
- Comida rápida
- Comida enlatada
- Margarina y "productos para untar"
- Carne de res y de cerdo
- Alimentos que contienen el glutamato monosódico (GMS)
- Aceite de maíz, aceite de canola, aceites vegetales
- Queso

Lista de "Sí, por favor"

- Verduras orgánicas
- Frutas orgánicas
- Arroz integral, quínoa (o cualquier producto con quínua, incluyendo la pasta de quínua)
- Frijoles, lentejas
- Té verde (descafeinado)

- Aves de corral o pescado ecológico (aunque se le anima a hacer la desintoxicación al "estilo vegetariano")
- Aceites de oliva, coco, linaza, semilla de uva
- Leche de almendras, leche orgánica con contenido de grasas reducido al 2%, leche de arroz y de coco
- Hierbas y especias secas y frescas
- Vinagre de sidra de manzana
- Sal rosada del Himalaya * y sal marina
- Mantequilla (vegana o de la industria láctea)
- Agua filtrada (no del grifo)
- Stevia, agave, xilitol, miel orgánica local

* Preferida, ya que contiene más de ochenta y cuatro minerales y vitaminas. ¡La sal rosada del Himalaya es como un suplemento multivitamínico en su sal! Evite la sal yodada de mesa, ya que es altamente refinada, muy procesada y contiene agentes anti-aglomerantes.

La guía del anti-vegetariano

Pero, ¿y qué si simplemente odia las verduras (o las frutas) o sus subproductos en su lista de "Sí, por favor"?

Si siempre se ha sentido de esta manera, usted ha sido víctima de las malas verduras. Ya sea que hubieran sido mal cultivadas, mal almacenadas o mal preparadas. ¿Siquiera sabe cuántos tipos diferentes de frutas y verduras existen? ¿Y si le dijera que hay unas cuatro mil? ¿Le daría esperanza saber que seguramente hay unas cuantas que le pueden gustar?

¿No? ¡Entonces permítame ampliar la gama! El número cuatro mil es simplemente el número que se conoce de las especies de tomates conocidas. Existen más de cinco mil especies de papas.

Y en un momento dado hubo más de siete mil variedades de manzanas. Así que como puede ver, no hay manera de contar el número de verduras o frutas que usted podría probar, pero el punto es que *sin duda* hay algunas que puede aprender a disfrutar.

El reto de las frutas/verduras

Así que tengo ocho grandes retos para los anti-vegetarianos.

1. Deje de decir que aborrece las verduras. El poder de la muerte está en la lengua (véase Proverbios 18:21). El enemigo sonríe y trama el orden de las enfermedades que espera arremeter contra su vida cada vez que usted proclama este odio. Más bien, haga la oración que está abajo incluida para que Dios cambie su paladar. Ore diariamente hasta que vea el cambio, sin importar el tiempo que tome.
2. Los antiguos anti-vegetarianos describen con frecuencia la búsqueda de una "puerta de acceso a las verduras" atractiva y luego empezar a disfrutar de otras de la misma familia. Encuentre su puerta de acceso a las verduras y empiece a experimentar.
3. Pruebe un solo bocado de algo en el plato de un amigo, cada vez que salga a comer. Encontrará con el tiempo cosas que a usted le gustan y podrá comenzar a pedirlas usted mismo.
4. Enmascare el sabor y la textura de las verduras ocultándolas con otros alimentos. Puede buscar en Google un sinfín de recetas y trucos sobre cómo hacerlo.
5. Intente el "método de cargar el tenedor". Sirva verduras en su plato y ponga una pequeña cantidad con cada bocado de algo más.
6. Descubra la configuración secreta de su horno: ¡Asar a la parrilla! Corte en rodajas una verdura con una mandolina para rebanar y écheles aceite de oliva y sal marina o rosada.

Coloque una capa delgada debajo del asador, observando de cerca para que no se quemen. Podrá disfrutar las verduras crujientes sin las calorías de la fritura. Consulte "Tam's To-Your-Health Roasted Vegetables" [Verduras asadas para su salud de Tam] en nuestra sección de recetas para las indicaciones para asar porciones grandes de verduras.

7. Busque una nueva verdura cada semana, durante las siguientes cuatro semanas, que va a comer (no como jugo ni licuada, sino para comer).

8. Del mismo modo, asuma el reto de las frutas: busque una nueva fruta para comer durante las siguientes cuatro semanas (no sólo en jugo ni licuada). El azúcar de la fruta se descompone o "carameliza", cuando se corta en rodajas y se saltea ligeramente con aceite de oliva o mantequilla sobre fuego medio-alto hasta que estén doradas. Las peras, melocotones, bananos, manzanas y demás se pueden caramelizar, pero comience con una fruta dura, ya que se ablanda internamente durante el proceso.

¡Por favor, cuéntele al mundo! (y a mí) en mi página de Facebook (www.Facebook.com/LauraHarrisSmithPage), cuando los métodos anteriores le funcionen, ¡sobre todo cuando conquiste los retos de las verduras y las frutas! Publique sus fotos de sí mismo con su nueva y favorita fruta y/o verdura, ya sea un tubérculo o un bulbo. ¡Espero oír pronto de usted! Comparta sus recetas de guisos, batidos, mezclas de jugos, sopas, etc. ¡Voy a ver personalmente cada una y sonreiré!

Por qué importa

Le voy a hablar con franqueza y a dar malas noticias, ahora que le animé a explorar los maravillosos sabores y beneficios de las frutas y las verduras. Si usted nunca come verduras, lo más probable es que muera antes del tiempo previsto. Es su elección, porque Dios le dio libre albedrío para elegir, pero he aquí lo que Él destinó para usted: "También les dijo: «Yo les doy de la tierra todas las plantas que producen semilla y todos los árboles que dan fruto con semilla; todo esto les servirá de alimento" (Génesis 1:29).

Dios *quiere* que así sea cuando Él dice "Y será", ya sea que Él cree el mundo, envíe la luz a la oscuridad con el poder de la palabra o resucite a los muertos. Él tiene una razón para que así sea. En el caso de las verduras y de las frutas, son las únicas que contienen los medicamentos de Dios que le hacen inmune a las enfermedades de satanás. La ciencia lo respalda, según la revista *Journal of Epidemiology & Community Health*:

> Los investigadores utilizaron la Encuesta de Salud de Inglaterra para estudiar los hábitos alimenticios de 65.226 personas representativas de la población inglesa entre el 2001 y el 2013, y se encontró que cuanto más frutas y verduras comieron, menos probabilidad había de que murieran a cualquier edad. Comer siete porciones o más reduce los riesgos específicos de la muerte por cáncer y por enfermedades del corazón en un 25% y 31%, respectivamente. La investigación también mostró que las verduras tienen beneficios significativamente mayores para la salud que las frutas.[3]

Y le tengo más malas noticias: las papas y el maíz no son considerados nutricionalmente como verduras. Lo siento. Las papas se clasifican botánicamente como verduras, pero nutricionalmente se clasifican como almidón (al igual que la pasta, el arroz o el pan). El maíz seco se considera un grano y un almidón, e incluso uno que es azucarado y vacío.

Entiendo las aversiones a las comidas. El queso y yo nunca nos hemos llevado bien. A pesar que no como una gran cantidad de productos lácteos, no es el sabor de los productos lácteos que me molesta, sino el sabor de lácteos *curados*, ya sea que esté en malas condiciones en mi jarra de leche o se haya dejado añejar para convertirse en queso, cuajada, crema agria, requesón o yogur. También desprecié durante años el sabor de la mantequilla.

Pero dejé de decir que odiaba estas cosas, especialmente los quesos, cuando me di cuenta de cuántos quesos están realmente en los alimentos que me encantan. Le dan sustancia a cualquier buena cazuela y mantiene juntos todos los ingredientes en mis pizzas (sin gluten). Hay más de novecientos quesos conocidos en el mundo; he encontrado dos quesos suaves que con moderación (tres o cuatro veces al año), están de acuerdo conmigo. Y ahora adoro la mantequilla. ¡Las papilas gustativas sí cambian!

Pero incluso si no hubiera hecho esos cambios, ingiero un montón de calcio de otras fuentes. Lo mismo no puede decirse de la abstención a las verduras: Los nutrientes y antioxidantes que se encuentran en las frutas y en las verduras no se encuentran en ningún otro grupo de alimentos. Los suplementos y las vitaminas por sí solas tampoco pueden reemplazarlas.

Una dieta de sólo carne y carbohidratos le roba a su cuerpo la capacidad para producir antioxidantes, los cuales combaten el cáncer, y hacen una masa compacta de grasa que se vuelve cada vez más difícil de perder a medida que se envejece, especialmente la "grasa visceral". Según un artículo titulado "The Truth about Fat" [La verdad sobre la grasa] publicado en WebMD.com:

> La grasa visceral o "profunda" se envuelve alrededor de los órganos internos y se traduce en problemas para su salud. ¿Cómo sabe si la tiene? "Si usted tiene una gran cintura o abdomen, por supuesto que tiene grasa visceral", dice el autor, Whitmer. La grasa visceral eleva el riesgo de la

diabetes, las enfermedades cardíacas, el derrame cerebral e incluso la demencia.[4]

La oración de los anti-vegetarianos

No sea un intolerante a las verduras. ¡Viva un poco! O viva mucho y prolongue su vida. Haga la siguiente oración conmigo si necesita ayuda para que le agraden las frutas y las verduras, o si desea empezar a que le gusten más:

> *Dios, veo en tu palabra que me diste frutas y verduras como alimento. Quiero lo que Tú quieres para mí. No voy a permitir que esos puntos en mi lengua, mis papilas gustativas, gobiernen mi vida ni determinen cuánto tiempo viva. Cambia mi paladar, Señor, y ayúdame a empezar a comer frutas y verduras. Lo haré por fe, Dios. Pero ayúdame a disfrutarlas. Dejo a un lado mis prejuicios acerca de las frutas y las verduras y te pido que me ayudes a tomar mejores decisiones para gozar de una vida más larga. Ponle color a mi plato, Señor. Amén.*

Prepárese para hacer cambios

Usted está a punto de revertir años de contaminación provenientes de los alimentos procesados, las toxinas del agua del grifo e incluso los venenos de los productos de limpieza para el hogar. ¿Alguna vez ha considerado qué hay en su champú? ¿Y qué de las lociones? Su piel es el órgano más grande de su cuerpo, por lo que le haría bien empezar a leer las etiquetas. ¡Hay un montón de buenas alternativas para los productos de limpieza del hogar y los productos de belleza! Ahora es el momento de hacer un poco de investigación en línea y traer sanidad a su cuerpo.

Tenga en cuenta que cada vez que usted se encuentre en la dirección del viento de un contaminante, ya sea el tubo de escape de un vehículo delante de usted o inhale el humo del cigarrillo de un amigo o los fuertes químicos de limpieza en su despensa, su cuerpo tiene que procesar esas toxinas. Recuerdo una vez (prepárese para una descripción gráfica) estaba sentada en la parte trasera de un avión y durante todo el viaje sentí un olor a un químico horrible. Tal vez provenía del baño o quizás era otra cosa en el aire de la cabina presurizada, pero no podía esperar a bajarme de ese avión.

Por fin lo hice y . . . respiré hondo . . . ¡ah! Pude eliminar finalmente ese aire de mis pulmones. Pero entonces, cuando estaba usando el baño al día siguiente, unas dieciocho horas después de haberme bajado de ese avión, estaba ese olor de nuevo. Así que, ¿qué procesó los productos químicos? ¡Mis riñones! También lo hicieron probablemente mis pulmones y el hígado. Pero dado que la orina era lo que expulsaba de mi cuerpo, allí fue a donde ingresaron los productos químicos. Es interesante el tiempo que esos productos químicos permanecieron en mí y el tiempo que les tomó a mis órganos procesarlos antes de salir. Y en primer lugar ¿cómo ingresaron en realidad los productos químicos a mi cuerpo? A través de mi nariz con cada aliento y por todos los poros de mi piel. ¡Qué locura!

Y no se olvide de otros olores que son tan conocidos que usted no se preocupa de su toxicidad. ¿Alguna vez ha entrado en un salón de belleza y captado esa primera bocanada de aerosol para el cabello, quitaesmalte y químicos para la permanente y tintes? ¡Está tan emocionada sobre su transformación física que ni siquiera puede escuchar sus órganos internos que claman por un apoyo! Recuerde siempre visitar los salones de belleza a primera hora de la mañana, antes de que tales toxinas tengan la oportunidad de acumularse durante el día. Mientras tanto, dele gracias a Dios por los filtros de su cuerpo: el hígado, los riñones, la piel y muchos más. Dios los creó para filtrar las toxinas, y eso es exactamente lo que hacen. Así que *eso es* lo que vamos a estar limpiando durante los próximos treinta días. Todos sus filtros. Vamos a mimarlos y a darles las gracias por todo su trabajo duro.

Prepare su tina

Es de suma importancia la *forma* en que expulsa estas toxinas de su cuerpo. Sacarlas es una cosa, pero deshacerse de ellas es otra. No puede esperar que su vejiga e intestinos hagan todo el trabajo.

Recuerde que su piel es el órgano más grande del cuerpo y puede ser el más eficaz en el proceso de la desintoxicación. Una de las maneras más baratas para expulsar las toxinas es a través de los baños en tinas con sales de Epsom. Las sales de Epsom son sulfato de magnesio puro; elijo las que contienen algunos aceites esenciales: aceites fragantes y naturales. Una inmersión de quince minutos realiza el trabajo, saca las toxinas y les permite irse por el desagüe.

Utilice una libra de sales por baño. Por lo general, vienen en bolsas de tres libras, que alcanza para tres baños. Esto le durará una semana. (Sí, usted acaba de obtener el permiso para tomar un baño largo en una tina caliente tres veces a la semana. Así que dígale a todo el mundo que en esos momentos no está disponible). Es posible que desee utilizar las sales de Epsom corrientes y rociar simplemente los aceites esenciales de su elección, mientras se mete en la bañera y después de cerrar la llave del agua.

Los mejores aceites para la desintoxicación son lavanda, geranio, albahaca, limón, pomelo, menta y romero. Los he probado todos y con frecuencia en combinación. Asegúrese de utilizar un aceite esencial de tipo medicinal certificado y no un aceite aromático barato. Hay un poder curativo en los aceites de las plantas creadas por Dios, y usted va a querer lo que funciona realmente, cuando se purgan las toxinas de su sistema. Puede utilizar estos mismos aceites en un masaje con un "aceite portador" (aceite de oliva, aceite de semilla de uva o aceite de coco fraccionado), ya sea que haya alguien en casa que le haga el masaje o se los lleve a su masajista.

Prepare su piel

Otra gran ayuda para la desintoxicación es el cepillado de la piel. ¿Nunca lo ha oído antes? Se tarda sólo unos cinco minutos, y es a la vez relajante y estimulante. También tiene enormes beneficios para la salud, porque un tercio de las toxinas en su cuerpo se eliminan a través de su piel. He aquí los pasos básicos.

Utilice un cepillo de mango largo, de cerdas naturales (no sintético), como las de crin de caballo. Quítese la ropa y párese en la ducha con la llave cerrada. Será fácil enjuagar la piel muerta y las toxinas que quite con el cepillo. Comience en los pies y cepille hacia arriba, con movimientos largos de barrido. Siempre cepille hacia el corazón para mejorar la circulación.

Dígales adiós en oración a todas las toxinas que Dios elimina de su espíritu y mente, no sólo de su cuerpo, a medida que cepilla. ¿Hay ciertas personas que le han "irritado"? Ahora sería un buen momento para perdonarlas y entregárselas a Dios. Usted puede realizar múltiples tareas y pasar el tiempo en oración, mientras está parada durante cinco minutos.

Cuando haya terminado, enjuáguese con agua tibia. Los poros de la piel están ahora abiertos y absorberán cualquier cosa que ponga en ellos, así que no utilice jabones fuertes. Séquese suavemente y aplíquese un aceite natural, como el aceite de coco o aceite de oliva, y no dude en añadir una gota de su aceite esencial favorito.

Cepille frecuentemente su cuerpo. Todos los días, si experimenta síntomas de desintoxicación pesados (y esos síntomas se detallan en un momento en "Prepárese para los efectos secundarios físicos").

Inténtelo durante estos treinta días y se dará cuenta de un aumento de la tonalidad y la suavidad en la piel.

Es posible que desee invertir en una sauna portátil de rayos infrarrojos. No de vapor ni simplemente eléctrico, sino de infrarrojos, la cual es el único tipo de sauna que puede calentar el cuerpo en su nivel celular básico para una sudoración de limpieza profunda. Las unidades portátiles y estacionarias de varias marcas y tamaños están disponibles en una amplia gama de precios en línea. (Encontré la mía en eBay por $150 dólares)

La sudoración es una forma segura y fenomenal para eliminar rápidamente las toxinas del cuerpo. Los saunas de infrarrojos estimulan la producción del colágeno, tienen propiedades que previenen el envejecimiento, purifican la piel y son simplemente relajantes. Por cierto, no se deje abrumar al pensar en las compras de inversión que sugiero. Potenciarán indiscutiblemente los efectos de esta desintoxicación en treinta días con resultados visibles, pero no son obligatorios. Ahorre y adquiéralos en la medida de lo posible.

Con todo este cepillado de la piel y, si es posible, el uso del sauna, no se olvide de cambiar frecuentemente las sábanas cada cierto número de días, lavándolas con agua muy caliente. Esto es importante, ya que un tercio de todas las toxinas salen del cuerpo a través de su piel.

Prepare su horario

Quiero que piense en los próximos treinta días como si fueran sagrados. Son una inversión para el resto de su vida, así que abórdelos con seriedad. Si usted tiene por delante un mes descabellado y ocupado, es probable que tenga que esperar. Nadie puede tomar unas vacaciones de treinta días y centrarse por completo en sí mismo o sí misma (esto es más como una rehabilitación). Pero asegúrese de que puede pasar más tiempo en oración, más tiempo en la reflexión y más tiempo en la cocina. Y, oiga, si necesita una rehabilitación, ¡hágala y lléveme con usted! Le acompaño en el espíritu.

Los treinta días tampoco tienen que ser un mes calendario exacto, como marzo o mayo. Tal vez usted podría darse gusto con un regalo de cumpleaños para el espíritu, la mente y el cuerpo y planificar que la desintoxicación termine el día antes de su cumpleaños. Dese el regalo de sentirse mejor Sólo asegúrese de destinar treinta días consecutivos. Las desintoxicaciones están diseñadas en capas para lograr una óptima purificación del cuerpo entero, y hacerlas sin orden o volver a su dieta habitual en el intermedio, impedirá conseguir la meta de la desintoxicación completa.

Considere también su calendario social antes de comenzar esta desintoxicación. Anticipe las fiestas de cumpleaños, aniversarios, eventos sociales de la iglesia, cenas, reuniones familiares y demás. Necesita una estrategia para mantenerse fiel al programa y no transigir en los resultados.

Si le invitan a cenar afuera, pida más bien ir a tomarse un café (descafeinado), té (la miel y el limón son buenos para usted) o un batido endulzado naturalmente (¡puntos extras!). Para las invitaciones en los hogares siempre puede llevar un termo con su propia sopa de desintoxicación o, mejor aún, invitar a sus amigos a su casa y preparar un plato de este libro. ¡Predique con el ejemplo!

Considere tener un compañero o compañera para la rendición de cuentas durante los treinta días. Su amigo o amiga podría querer tener su propio libro para seguir más específicamente lo que usted hace, compartir los devocionales, etc. Deténgase y piense: ¿Quién podría querer apoyarle durante este mes especial? Y ¿quién necesita *su* ayuda para su propia transformación de la fe?

A fin de cuentas, aquellos que son más cercanos a usted, necesitan saber que usted sigue el libro *Treinta días para desintoxicar su vida.* Será una manera hermosa de compartir con los demás lo que Dios hace en su espíritu, mente y cuerpo. Y quién sabe: Puede que usted inspire a otros a subirse a bordo.

Prepárese para los efectos secundarios físicos

Seamos inteligentes y echemos un vistazo a algunos de los síntomas que pueden surgir de la desintoxicación. Esta desintoxicación es única, porque vamos a purificar su cuerpo, mente, espíritu (y por lo tanto, su fe). Habrá repercusiones en cada uno. En primer lugar, veamos los indicadores físicos que le permitirán saber que se está desintoxicando de manera eficaz.

Su cuerpo comenzará a eliminar toxinas, cuando comience el proceso de excluir ciertos alimentos de su dieta y de incluir otros. ¿Cómo? De formas creativas que posiblemente no haya considerado antes. Es cierto, que existe la eliminación intestinal, pero estas toxinas buscarán otros medios de evacuación, incluso a través de su hígado, los riñones y los poros de su piel. Su cuerpo va a desarrollar una obsesión por decir adiós a estas toxinas. Cuanto más tiempo se tarde ese adiós, o cuanto más largo sea el viaje de expulsión de su cuerpo (dependiendo de cuánto se haya acumulado), más se podrá sentir un poco indispuesto a medida que salga toda esa “basura” de su sistema.

¿Alguna vez ha limpiado el polvo y barrido una habitación o un garaje que ha estado cerrado por un largo tiempo? Todo se agita y después de un par de respiraciones usted estornuda debido a la suciedad y al polvo que ingresa en su cuerpo. (En realidad, los estornudos impiden de antemano que entren). Es posible que incluso tenga que usar una máscara. Pero el aire queda puro otra vez, cuando todo el polvo se haya ido, se puede quitar la máscara y se detiene el estornudo. ¡La habitación queda limpia!

Bueno, considere la desintoxicación corporal de la misma manera. Es posible que usted tenga reacciones físicas a medida que "el polvo y la suciedad" abandonen su cuerpo, pero no durará mucho tiempo. Y usted se sentirá mucho mejor, una vez que todas se hayan ido. Persista durante los síntomas. Echemos un vistazo a lo que se podría esperar:

- Cambios en las deposiciones
- Distensión abdominal, dolor de estómago
- Cambios en la piel, brotes
- Dolores de cabeza o malestar general
- Fatiga
- Alteraciones en el sueño o en los sueños
- Antojos de alimentos
- Escalofríos
- Congestión, sensación de que se avecina un resfriado
- Sensación de irritabilidad o de mal humor

Permítame recordarle, ahora que le he asustado por completo: ¡Este es el síndrome de abstinencia! Pero puede lograrlo, porque se lo merece. Además, algunas personas experimentan pocos o ningún síntoma en absoluto. Casi no experimenté ninguno. Si le ocurre, recuerde los baños con sal de Epsom, el cepillado de la piel, el consumo diario de agua y el tiempo de sauna con infrarrojos.

Ahora voy a consolarle contándole algunos de los beneficios de la desintoxicación:

- Pérdida de peso
- Aumento de la energía
- Piel más clara y radiante

- Mejor aliento
- Pensamiento más lúcido
- Regularidad intestinal
- Cabello sano
- Desaparición de la depresión
- Senos nasales más despejados
- Sistema inmunológico más fuerte

Otra buena noticia para usted es que con mi programa de desintoxicación, no hay posteriormente la necesidad de "interrumpir la desintoxicación", es decir, regresar con cuidado a la comida normal. ¡Estará comiendo alimentos normales todo el tiempo! Mi meta aquí es que al final de los treinta días usted haya aprendido una "nueva normalidad", y haya establecido nuevos estándares y patrones que pueda continuar desde el día 31 en adelante.

Prepárese para los efectos secundarios del espíritu y del alma

Así como usted va a experimentar algunos síntomas físicos ligeros que le permitan saber que está en el camino correcto de la limpieza, también va a experimentar algunos efectos secundarios espirituales y emocionales. Estos confirmarán también que usted está progresando.

Recuerde: El enemigo no quiere que esté sano. No quiere que sea íntegro. Quiere que sea impuro. Su ambición para su vida es asegurarse que usted esté lisiado emocionalmente, intoxicado físicamente y en la quiebra espiritualmente. Y usted está a punto de frustrar sus ambiciones. Es necesario que usted espere que él esté enojado. Él va a dar guerra. ¿Pero sabe una cosa? Usted ganará. Usted va a reconocer sus rabietas y no cederá.

¿Cómo son las rabietas del enemigo? Bueno, puede que usted las confunda con sus propias emociones. Es posible que usted experimente una mayor sensibilidad y la manera en que procesa las respuestas, durante esta desintoxicación. No se deje influenciar por las reacciones de satanás. Resista la tentación de ceder a la amargura, la ira, el descontento y la ofensa, pero espere tener roces con ellos. Si un determinado devocional le exige perdonar a alguien, usted podría pensar, *¡jamás la perdonaré!* Pero usted recordará en ese momento a no ceder ante el enemigo. Esa es la reacción de satanás, no la suya. La suya es la misma de Jesús, quien nos enseñó a orar para que Dios "perdone nuestras ofensas como también nosotros perdonamos a los que nos ofenden".

Recuerde también que con cada devocional diario usted traerá todo tipo de recuerdos a la superficie. Con ellos vendrá un montón de emociones. Es por ello que es especialmente importante que usted dedique este mes un tiempo adicional a la oración. Así como beber agua adicional es importante para una eliminación corporal adecuada, pasar tiempo adicional en oración y beber del Espíritu Santo es crucial para su limpieza espiritual y emocional.

Los resultados van a ser estupendos. Usted puede esperar con el tiempo coger el ritmo y reconocer la voz de Dios como nunca antes. Sus instintos serán más afinados y su discernimiento intensamente agudo. Si bien la desintoxicación emocional hará que experimente algunas bajadas, la desintoxicación espiritual hará que experimente algunas subidas impactantes. ¡Prepárese para experimentar a Dios de nuevas maneras! ¡Prepárese para sorprenderse!

He aquí mi oración para usted: "Que Dios mismo, el Dios de paz, los santifique por completo, y conserve todo su ser —espíritu, alma y cuerpo— irreprochable para la venida de nuestro Señor Jesucristo" (1 Tesalonicenses 5:23).

SECCIÓN

3

LAS TOXINAS DE LA INFLUENCIA SOCIAL

(Desintoxicación física: sistemas digestivo, excretor y urinario)

El énfasis espiritual: Hacerse con el control de los apetitos mundanos y los ambientes poco saludables, a la vez que se eliminan las influencias sociales ingeridas que contaminan la fe.

Los sentimientos asociados con estas toxinas: inquietud, miedo, estrés, confusión, rebeldía, insatisfacción, duda, vergüenza, culpa, rechazo, depresión, tristeza, ira, juicio, abandono, aislamiento.

Los sistemas corporales que se desintoxican:

Días 1 y 2: Digestivo (boca, esófago, estómago, hígado, intestino grueso)

Días 3 y 4: Excretor (intestino delgado, colon, recto)

Días 5 y 6: Urinario (riñones, vejiga, vesícula biliar)

Colores de la sección

Además de las hortalizas y frutas de color verde especificadas, el color de apoyo de esta sección es el color *amarillo*. Las frutas y las hortalizas frescas de este color contienen los carotenoides, los cuales, actúan como antioxidantes que protegen las células de los radicales libres. ¿Qué son los antioxidantes y los radicales libres? En pocas palabras, los radicales libres son los malos y los antioxidantes son los buenos. Cuantos más buenos tenga a la mano cuando aparezcan los malos, es menos probable que estos acampen y propaguen las enfermedades. Los buenos obtienen sus municiones de los nutrientes incluidos en los alimentos que consumimos, y los malos las obtienen de la contaminación, la luz solar, la radiación, el humo del cigarrillo y el estrés. Nadie está exento de la batalla que se libra contra los malos radicales. La única manera de mantenerlos a raya es consumir alimentos que estén llenos de los buenos, nuestros héroes, los antioxidantes.

La familia de los carotenoides está compuesta por las familias más pequeñas de pigmentos denominados carotenos y xantofilas. Los carotenoides son los precursores de la vitamina A, lo que significa que se pueden transformar en vitamina A por medio de la reacción metabólica. Los carotenoides son apreciados particularmente en el tracto digestivo, que se extiende al aparato excretor. La vitamina A ayuda en el crecimiento de las células epiteliales, el tipo de células que componen el revestimiento del tracto intestinal. Las células epiteliales maduras forman allí la barrera más fuerte.

Las recetas de desintoxicación para los días 1-6 limpiarán, entre otras muchas cosas, el hígado y los riñones. Estos son filtros importantes para todo lo que circula a través de su cuerpo entero y luego sale de él, por lo que es muy importante que se limpie primero este sistema, ya que abogarán por la desintoxicación del resto de su cuerpo, en los próximos treinta días. Se proveen los menús de cada día. Todas las recetas están incluidas en la sección de recetas en la parte posterior del libro, así como las ideas de preparación para la cena, ya que esa comida se puede preparar de muchas maneras diferentes. ¡Tiene la oportunidad de elegir!

Tenga en cuenta que en esta lista de compras elegí los bananos verdes, o menos maduros, no los amarillos (ambos tienen pulpa blanca), ya que cuanto más amarillo es un plátano, contiene más azúcar. Este intercambio no sólo es una mejor opción para reducir la grasa abdominal, durante esta desintoxicación del sistema digestivo, sino que también ayuda a las personas con problemas renales, especialmente cuando se relacionan con la diabetes.

Si usted es un paciente renal, por favor tenga en cuenta que: Si bien los productos amarillos ricos en potasio son muy benéficos para los riñones, si usted está en diálisis o tiene problemas renales, pida el consejo de su médico o nutricionista antes de consumir cantidades adicionales de potasio (es decir, mango, espinaca, calabacín, papa, yogur, aguacate, salmón y plátanos).[1]

Lista de compras de la sección

Compre una o dos de cada una de las siguientes frutas y verduras, dependiendo de su nivel de apetito. Si la fruta o verdura es pequeña, adquiera suficiente para al menos dos tazas. En el caso de las hortalizas de hoja, una cabeza, un racimo o una bolsa de cada variedad mencionada serán suficientes. También puede duplicar una verdura o fruta si no le gusta la otra, ¡pero esté dispuesto a probar cosas nuevas! Será capaz de medir mejor su apetito y ajustar sus compras para adaptarse sección tras sección.

Amarillos	pimiento amarillo, papa amarilla, calabaza amarilla, cebolla amarilla, limón, piña, manzanas amarillas, puré de manzana, mango
Verdes	endivia, lechuga romana, espinacas, pepino, apio, berros, repollo verde, calabacín, aguacate, kiwi, banano verde (menos maduro)

Adiciones permitidas	quinua, arroz integral; arándanos de agua frescos, frijoles negros, garbanzos, huevos; aceites: de oliva, coco y/o linaza; caldo de pollo; es posible que quiera intercambiar una o dos veces por semana su refrigerio vegetariano con un batido (véanse las recetas)
Opciones de hierbas/ especias	cúrcuma, comino, jengibre, sello de oro, hojas de menta, perejil
Té	diente de león, cardo mariano (véanse las recetas); opción de refuerzo: té verde descafeinado; añada una bolsa adicional de cualquier té descafeinado de frutas o bayas para dar sabor
Carne opcional	se recomiendan sólo hortalizas, pero se permite servir en la cena un máximo de tres onzas de aves de corral o pescado orgánicos (del tamaño de una baraja de cartas)
Frutos secos	almendras, anacardos, nueces
Agua	Beba diariamente en onzas la mitad de su peso corporal medido en libras
Bases para los batidos	elección de leches: orgánica con contenido de grasas reducido al 2%, de almendras y de coco sin azúcar; elección de aguas: de coco y de aloe.
Descanso	nueve horas cada noche

DÍA 1

Toxina espiritual: Los medios de comunicación y su mente

Se despierta una mañana con la alarma irritante de su teléfono que no sabía que tenía, y no es que haya dormido mucho, después de esa película de acción violenta de clasificación R. Sale de la cama con el desayuno en mente y enciende la televisión para ver algunas noticias de la mañana y es inmediatamente bombardeado con imágenes de modelos con poca ropa inoportunas para esa franja horaria. Apaga la televisión, después de que las noticias se ponen demasiado deprimentes y pierde su apetito para el desayuno, por lo que decide obtener hoy sus noticias en línea. Pero antes de poder leer incluso un titular, media docena de mensajes emergentes se cuelan a través de los filtros de la Internet e insisten en que usted siga una determinada dieta de alguna celebridad, le advierten que deje de comer tres alimentos anormales que le están haciendo engordar y le recuerdan aterradoramente de aquel artículo que dejó en el carrito de compra en línea hace tres días, atrayéndole con artimañas para que regrese y lo compre.

Apaga la computadora y se dirige al trabajo. Enciende la radio del automóvil y escucha que Linda Ronstadt le dice que usted no es bueno. Sintoniza un programa de entrevistas, en el que dos autores políticos discuten a todo pulmón sobre la reforma a la salud, acompañados por un ateo que afirma que si hubiera un ser como "Dios", el cual niega que existe, podríamos determinar a partir de la cantidad de personas enfermas en el mundo que este Dios no sana, que a Él ni siquiera le preocupa la humanidad y, tampoco a los pastores sedientos de dinero. Todo esto mientras pasa por tres vallas publicitarias de pastores finamente vestidos que le invitan a sus mega-iglesias. Pero las vallas publicitarias cambian cada pocos segundos y le impiden retener la información acerca de sus ministerios con los indigentes sin hogar para que pueda demostrar que el ateo no tiene la razón.

Ingresa al ascensor en el trabajo, revisa los medios sociales en su teléfono, de camino a su reunión de personal de las 9 a.m., sólo para notar cuatro entradas de Facebook donde se desahogan los amigos descontentos. Intenta hacer caso omiso de las revistas en el vestíbulo de su oficina, que están cargadas de dramatismo con los últimos escándalos, pero usted está bastante seguro que una de ellas muestra a la modelo escasamente vestida que vio antes del desayuno que nunca tuvo. Se da cuenta en ese momento que ella probablemente tampoco desayuna nunca y se pregunta si ese es el secreto para bajar esa llanta de repuesto. Yyyyyy. . . ahora de repente se antoja de unos pastelitos. Se apresura a su reunión y toma su lugar en la mesa de conferencias. ¿Por qué necesita ya una siesta?

"¡Buenos días!" dice su jefe, pero no se ha sentido bien, desde que escuchó a Linda Ronstadt. Deja escapar un gran suspiro, que le hace recordar un artículo que leyó sobre la sensación de la "falta de aire" que es una señal de que necesita terapias. ¿Necesita terapias? Opta más bien por la dieta de la celebridad.

Usted no necesita hacer la dieta de la celebridad. Usted necesita ponerse a dieta de los medios de comunicación. La inundación visual diaria proveniente de la televisión, las películas, las vallas publicitarias, las imágenes de las revistas impresas y los medios de comunicación social, acompañados de los constantes programas de radio, anuncios y listas de reproducción de música, contaminó nuestra paz y debilitó nuestra fe. Ese territorio invisible y silencioso donde Dios tuvo alguna vez toda nuestra atención ahora está lleno de voces rivales. Con todo esto es cada vez más difícil oír la voz apacible de Dios. Romanos 10:17 (RVC) dice que "la fe proviene del oír, y el oír proviene de la palabra de Dios". Es lógico que si oímos más a los medios de comunicación y menos a Dios, la fe verdadera nunca "vendrá".

Recuerde:

> No pondré cosa indigna delante de mis ojos; aborrezco la obra de los que se desvían; no se aferrará a mí.
>
> Salmo 101:3 NBLH

> Por lo demás, hermanos, piensen en todo lo que es verdadero, en todo lo honesto, en todo lo justo, en todo lo puro, en todo lo amable, en todo lo que es digno de alabanza; si hay en ello alguna virtud, si hay algo que admirar, piensen en ello. Lo que ustedes aprendieron y recibieron de mí; lo que de mí vieron y oyeron, pónganlo por obra, y el Dios de paz estará con ustedes.
>
> Filipenses 4:8-9 RVC

Las toxinas emocionales correspondientes

Las personas que ingieren demasiado o del tipo equivocado de información de los medios de comunicación social por lo general se encuentran fácilmente inquietos, temerosos, estresados y confundidos. Oremos para que Dios renueve ahora su mente y espíritu de estas posibles influencias y le ayude a establecer nuevos estándares que beneficiarán su fe:

> *Dios Padre, te pido que me traigas a la mente en este momento aquellas formas de información de los medios de comunicación social que ingiero y que te gustaría que consumiera menos. Dios, ¿cuánto tiempo diario en estas cosas es sano para mí? [Espere y escuche]. Intercambia mi deseo por los dispositivos en la mañana por un tiempo devocional diario contigo. Ayúdame emocionalmente a eliminar cualquier miedo, duda, confusión e inquietud que experimento como resultado de la gula con los medios de comunicación. Muéstrame alternativas de películas que no afecten mi espíritu y contaminen mi fe. Y dame el valor para decir no a todo lo demás, sin importar los inconvenientes que traigan. Guarda mis ojos de las cosas impuras, ya sea en línea o en forma impresa, y trae pureza a mis pensamientos. Dejo que tu santidad invada mis elecciones de música, y te doy el permiso completo para que me traigas convicción de cualquier canción, en cualquier lista de reproducción, en cualquier dispositivo que tenga. Dame la gracia para someterme a esta*

nueva dieta de los medios de comunicación, Padre. En el nombre de Jesús, Amén.

La correlación con la desintoxicación física

Limpiaremos hoy y mañana el tracto digestivo superior y medio.

Se dice que: "Usted es lo que come", pero también se podría decir: "Usted es lo que no digiere ni elimina". Otra expresión nutricional es que "la muerte comienza en el colon", y se debe a que las investigaciones revelan que casi todas las enfermedades o molestias crónicas están relacionadas con el tracto digestivo. Por lo tanto, vamos a empezar esta desintoxicación haciendo una limpieza del tracto digestivo con el Enjuague de agua salada con limón. ¡Adiós con lo viejo y bienvenido lo nuevo!

La sal se ha considerado durante mucho tiempo como un conservante y desinfectante. Así como usted haría gárgaras con agua salada para el dolor de garganta, untaría con un poco de sal una herida abierta para una sanidad más rápida o se sumergiría en una tina con sal para extraer las toxinas, también puede contar con los enjuagues con agua salada para que actúen como un lavado curativo para el interior de su cuerpo. Hacer esto por la mañana produce resultados óptimos, ya que el estómago se encuentra vacío y en estado de ayunas. Este método es mucho más seguro (y menos costoso) que las limpiezas del colon o los enemas, y tiene un efecto mayor que solo en el colon, ya que viaja a través de todo el tracto digestivo (desde la boca hasta el recto).

Agregue hoy y mañana, dentro de los treinta minutos después de levantarse, dos cdtas de sal rosada del Himalaya (*no* sal de cocina yodada) y dos cdtas de zumo de limón (el cual está repleto de vitamina C y otros nutrientes de limpieza) en un vaso de 32 onzas ó 946 mililitros de agua filtrada (*no* agua del grifo). El agua debe estar tibia, calentada en la estufa y no en el microondas. Beba la mezcla tan rápido como pueda y luego continúe con su mañana. Algunos nutricionistas sugieren acostarse sobre el costado derecho para que la mezcla pueda llegar rápidamente a la entrada del intestino delgado, pero según mi experiencia personal esto sucederá de forma natural mientras se mueva de un sitio a otro y continúe con su mañana.

Oirá dentro de unos treinta minutos que su estómago hace ruidos y dentro de otros treinta a noventa minutos sentirá la urgencia de defecar. Puede experimentar calambres, diarrea o náuseas; ésta es la agitación de las toxinas que se preparan para ser eliminadas. Las ochenta y cuatro vitaminas y minerales en la sal rosada del Himalaya ofrecen curación y nutrición a todo su tracto intestinal, desde la boca hasta el recto, un espacio que comprende entre seis y nueve metros de largo. Usted queda libre para consumir su desayuno, después de defecar por completo. (Es probable que esto ocurra entre una y dos horas después de beber el lavado).

Una hora antes del desayuno	Enjuague de agua salada con limón
Desayuno	El rico batido reductor de abdomen
Jugo de media mañana	El ponche Uno-dos de Laura
Almuerzo	Ensalada Sixcess
Merienda	Tome libremente la merienda de sus frutas y hortalizas amarillas y verdes
Cena	Elija una fruta u hortaliza amarilla o verde (véanse las recetas para tener ideas de la preparación); acompañe con arroz integral o quinua mezclado con las especias y frutos secos de la sección o fríjoles

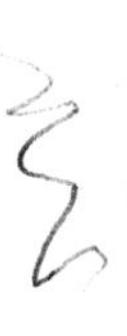

Copa para cerrar la noche	Té de desintoxicación

Bendición de cierre

¡Que Dios sane su tracto digestivo de cualquier enfermedad y bendiga su dieta, durante esta desintoxicación, a medida que le busca para eliminar cierta información de los medios de comunicación social que ingiere demasiado!

DÍA 2

Toxina espiritual: El consejo impío

Estoy segura, que al igual que yo, a usted le gusta el libro de los Salmos y ha experimentado repetidamente su valor en la vida. Hay 2.461 versículos en los Salmos (adicionalmente 137 que no están numerados), pero si yo le pidiera que citara el primer versículo de esta famosa colección, ¿podría hacerlo? Es el siguiente: "Bienaventurado el varón que no anduvo en consejo de malos, ni estuvo en camino de pecadores, ni en silla de escarnecedores se ha sentado" (Salmos 1:1 RVR1960).

Vivo en Nashville, Tennessee, también conocida como la Ciudad de la Música de Estados Unidos. A pesar que es el hogar de la música góspel y es la cuna de la música bluegrass y folclórica, es conocida principalmente por ser el hogar de la música country. Por supuesto, no sé cuántas canciones de música country se hayan compuesto ni de qué se tratan todas las estrofas, pero puedo casi que garantizarle que la primera que se haya escrito no incluyó ningún consejo de mantenernos alejados de los pecadores ni de evadir el consejo impío. De hecho, estoy bastante segura que ha sido todo lo contrario. El hecho de que el primer versículo de esta colección de salmos inspirada por el Espíritu Santo consiste en elegir a sus amigos con prudencia es una razón suficiente para que yo reconozca el énfasis de Dios sobre la importancia de esta verdad espiritual y social: *Muéstreme sus amigos y le mostraré su futuro.*

Observe de nuevo el Salmo 1:1. Hay tres tipos de personas que le harán descarrilar del camino que Dios tiene para usted, y usted se ha encontrado con todos ellos. A pesar de que usted podría estar tentado a reunirlos a todos en un solo personaje, no lo haga, porque necesita estar atento a los tres: (1) los impíos, (2) los pecadores y (3) los escarnecedores. ¿Cuál es la diferencia? Son tres etapas separadas de la maldad, pero siguen de alguna manera una progresión.

Los "impíos" son aquellos que no tienen a Dios. Tal vez, son los ciudadanos respetuosos de la ley, distinguidos en la comunidad, bondadosos, amables y calmados, pero no le dan cabida a Dios, ni a sus estatutos en su vida. Se trata de la palabra hebrea *rasha'* en el Salmo 1:1 que significa "culpables".

Los "pecadores" son algo más que culpables, porque la culpa puede ser algo público o privado. Los pecadores son transgresores directos, y un poco más fáciles de detectar. El Salmo 1:1 utiliza la palabra hebrea *chatta'* que significa "transgresor". Implica una persona impía que ha decidido tomar sus pensamientos impíos y convertirlos en acciones impías.

Los "escarnecedores" se encuentran en una clase totalmente diferente. No son sólo impíos y no son sólo pecadores; han amenazado con el puño y levantado su voz contra el cielo. Se enorgullecen de la burla, del escarnio y de promulgar odio hacia todas las cosas cristianas. Es la palabra hebrea *luwts* que significa "envanecerse, mofarse, ostentar, burlarse y ridiculizar". Esto es diferente de un impío que podría mantener sus opiniones para sí mismo. Por lo tanto, podemos decir que todos los escarnecedores son impíos, pero no todos los impíos son escarnecedores. *Luwts* también significa "embajador". Los escarnecedores actúan como si su trabajo fuera hablar en nombre de los impíos, los pecadores y los que desprecian la religión organizada en su conjunto.

Permítame volver a tratar el tema de la música country, no para criticar esta industria próspera, sino simplemente para utilizarlo como un telón de fondo para observar estos tres tipos. En general, usted no ve al "escarnecedor" en el reparto estelar de la música country. La mayoría de los artistas de la música country nunca amenazarían con los puños a Dios ni se burlarían de Él. Tal vez se deba a que la música country tiene sus raíces en la música góspel o quizás se eliminaría a una gran parte de su base de fans, pero, cualquiera que sea la razón, simplemente usted no escucharía a las estrellas de la música country dándole una paliza a Dios ni mostrando su odio a la iglesia, como se hace en otros géneros de la industria musical. De hecho, es todo lo contrario. Se escucha un montón de canciones sobre la iglesia, el amor de Dios, la fe y la gracia.

Sin embargo, en medio de esto, abunda la transigencia en la forma de la impiedad y el pecado de la cual habla el Salmo 1. Sólo escuche algunas canciones viejas de música country u observe una tarde de vídeos musicales de música country. Verá una Biblia en una mano y se dará cuenta en poco tiempo que el cónyuge de la otra persona le sujeta la otra mano. Se le da la bienvenida a Jesús de tomar el volante, pero hay whisky en la guantera, en la siguiente canción. Así que el mensaje parece ser que está bien, mientras usted no sea un escarnecedor, pecador ni impío. Pero no está bien, y de acuerdo con el Salmo 1:1, se nos prohíbe hacer tres cosas con quienes se dirigen en esa dirección: No debemos *estar* con ellos, *sentarnos* con ellos ni *andar* en sus consejos. (Y ni que decir, tampoco debemos acostarnos con ellos.)

Entonces, ¿qué significa "andar en el consejo de los impíos"? Bueno, en primer lugar, es peligroso caminar en el consejo de los impíos en comparación con el de los pecadores o escarnecedores, porque esto puede ser engañoso. Recuerde, los impíos parecen ser ciudadanos amables, bondadosos y respetuosos de la ley. Parece que tuvieran en cuenta lo que es mejor para usted. Es fácil seguir sus consejos, tan mundanos como puedan ser, y creer que esto podría ser la voluntad de Dios para su vida. Su consejo parece tentador y parece ser prudente, pero al final, acarrea la muerte, no la vida. Tal vez usted sea un adolescente y un amigo le dice que sus padres no saben qué es lo mejor para usted, o tal vez usted se encuentre infeliz en el matrimonio y el psicólogo le dice que está bien marcharse. Después de todo, usted merece ser feliz, ¿no es así?

El consejo de los impíos con frecuencia trae la felicidad inmediata, más no frutos duraderos. Su carne podría sentirse satisfecha al estar enojado con sus padres y contento de dejar a su cónyuge por alguien "mejor", pero un verdadero amigo o un consejero sabio le van a decir que se aguante y no se conforme con la satisfacción fugaz, ni la gratificación personal. Hacer lo correcto no siempre es lo más fácil, pero viene con la mayor recompensa terrenal (por no mencionar, la celestial). Y en caso que se pregunte, incluso los piadosos pueden dar consejo impío. Basta con mirar a los amigos de Job.

De modo que recuerde el Salmo 1:1 y manténgase alejado de los (1) los impíos, (2) los pecadores y (3) los escarnecedores. Usted lo puede recordar por el acrónimo en inglés "U.S.S." de [*ungodly* = impíos; *sinners* = pecadores; *scornful* = escarnecedores]. En el sistema militar estadounidense esa sigla significa "United States Ship" [Buque de los Estados Unidos], como la fragata *U.S.S. Constitution*. Así que recuerde no volver a dar un paseo en el buque del *Consejo* "U.S.S.", ¡porque es un buque que no le llevará a ninguna parte!

Otros pasajes de las Escrituras para leer son: Génesis 3:1-24; Jeremías 7:24; Efesios 5:11.

Las toxinas emocionales correspondientes

Las personas que son las destinatarias de los consejos de los impíos sufren frecuentemente de confusión, rebeldía, insatisfacción, estrés y duda. Oremos ahora para que Dios renueve su mente y espíritu de estas posibles influencias y le ayude a establecer nuevos estándares que beneficiarán su fe:

> *Dios Padre, sólo quiero tu consejo. No quiero que se diga de mí que me conformé con cualquier cosa que no fuera tu sabiduría. La necesito en mi vida, en mis relaciones, en mi trabajo y en mi salud. ¡Rechazo en el nombre de Jesús la influencia social tóxica del consejo de los impíos en mi vida! Me arrepiento por cualquier momento en que haya tomado el camino fácil y haya ido en contra del consejo sabio. Pido la sanidad en la confusión, en la insatisfacción, en el estrés, en la rebeldía y en la duda que causó a otros o en mí . Ayúdame a corregir todo perjuicio causado por seguir ese consejo impío. Te pido que me des la próxima vez un mejor discernimiento. En el nombre de Jesús, Amén.*

La correlación con la desintoxicación física

Terminaremos hoy de limpiar el tracto digestivo superior y medio. Beba el enjuague de agua salada con limón al levantarse, según las instrucciones de ayer. Repita el esquema de alimentación de ayer, experimentando con los colores de esta sección.

Bendición de cierre

Que Dios sane su tracto digestivo de cualquier enfermedad y bendiga su limpieza a medida que usted le busca para deshacer de su vida el consejo de los impíos.

DÍA 3

Toxina espiritual: Las ataduras que atrapan (rompa las ataduras del alma)

¿Qué es el alma? ¿Es lo mismo que el espíritu? ¿Va algún día al cielo o para eso es el espíritu? Dado que la palabra *alma* se utiliza con frecuencia para significar muchas cosas, necesitamos distinguirla del *espíritu*, antes de entrar a discutir una de sus toxinas más generalizadas.

En primer lugar, escuche el siguiente pasaje de las Escrituras que apoya el hecho de que el alma y el espíritu son distintos: "La palabra de Dios es viva y eficaz, y más cortante que las espadas de dos filos, pues penetra hasta partir el alma y el espíritu, las coyunturas y los tuétanos, y discierne los pensamientos y las intenciones del corazón" (Hebreos 4:12 RVC). Así que si el alma y el espíritu se pueden dividir, entonces veamos lo que significan en el griego, en el cual fue escrito Hebreos 4:12.

El *alma* es una traducción de la *psiquis*, que, entre muchas cosas, significa "la fuerza que anima al cuerpo y se manifiesta en la respiración; donde se arraigan los sentimientos, los deseos, los afectos, las aversiones; el alma (humana) en la medida que está constituida para que con el uso correcto de las ayudas ofrecidas por Dios pueda alcanzar su fin más alto y conseguir la bienaventuranza eterna; el alma considerada como un ser moral concebido para la vida eterna; el alma como una esencia que difiere del cuerpo, y la muerte no la deshace (se diferencia de otras partes del cuerpo)".

El *espíritu* o *pneuma* entre otras cosas significa "lo vital principal con la cual se anima el cuerpo; la fuente por la cual el ser humano siente, piensa, desea, decide y actúa; una esencia simple, carente de materia; un alma humana que deja el cuerpo; la fuente eficiente de cualquier poder".

Tal vez haya oído que el alma no es más que "mente, voluntad y emociones", y que el espíritu es aquello que es eterno. La *psique* es la palabra de la cual obtenemos nuestra palabra en español *psicología*, y ésta parece abrir una brecha más clara entre los dos, lo que reduce el "alma" a algo totalmente temporal, mientras que el "espíritu" se eleva aparentemente a lo que es eterno.

Sin embargo, es un poco más milagroso que eso. En realidad, son muy similares, pero con una marcada diferencia. Comparemos de nuevo las definiciones. Ambos "animan" el cuerpo, "sienten", "desean" y tienen "afecto". Y también parece que ambos son eternos, ya que la definición de alma incluye: "que puede alcanzar su fin más alto y conseguir la bienaventuranza *eterna*, el alma considerada como un ser moral concebido para la *vida eterna*; el alma como una esencia que difiere del cuerpo y *la muerte no la deshace*".

Esto es valioso porque revela que nuestra alma también estará intacta en el cielo. En otras palabras, vamos a tener nuestra misma personalidad y afectos. ¡Qué divertido!

Pero hay una diferencia: Se define el "espíritu" como algo que incluye el alma, pero no se define "alma" como algo que incluye el espíritu. Para ser más específica, "espíritu" es "el alma que deja el cuerpo" (*espíritu, pneuma*: "el alma humana que deja el cuerpo, la fuente eficiente. . ."). Sin embargo, su alma nunca es la fuente ni contiene su espíritu. Así que en la tierra, los dos son independientes y muy necesitados de una mayordomía distinta. Su espíritu no puede tener una "atadura del espíritu" pero su alma sí puede tener una "atadura del alma". Entonces discutamos ahora dónde se encuentra eso en las Escrituras, cómo se puede saber si le ha sucedido a usted y qué puede hacer al respecto.

Una atadura del alma es un estado emocional incontrolado pasado o presente, que se produce en las relaciones humanas, que afecta e interfiere en su relación con Dios. Involucra una lealtad excesiva o incluso una codependencia, aunque a veces la dependencia no sea mutua. Es como una adicción, salvo que en lugar de estar atada a una sustancia u objeto, la adicción es a la persona.

Esto puede ocurrir entre amigos, admiradores y celebridades, líderes de una pandilla o club y sus miembros, consumidores de drogas, compañeros de copas, padres e hijos u otros familiares. Las almas quedan a veces atadas entre sí en escenarios que parecen inofensivos, por ejemplo, los sobrevivientes de la guerra o las víctimas de traumas que se reúnen para revivir el pasado o porque dependen unos de otros, para sobrevivir.

Las ataduras del alma implican un enfoque desproporcionado en alguien del pasado o presente, ¡pero no tiene que ser llevado a su futuro!

Échele un vistazo a Deuteronomio 13:6 (RVA) para un ejemplo de dos almas que están unidas entre sí con un fin impío: "Cuando te incitare tu hermano, hijo de tu madre, o tu hijo, o tu hija, o la mujer de tu seno, o tu amigo que sea como tu alma, diciendo en secreto: Vamos y sirvamos a dioses ajenos. . .".

¿Observó la definición contundente? "Su amigo *que sea como tu alma*". La palabra hebrea aquí para *alma* es *nephesh*, que significa (entre otras cosas) "alma, pasión, el centro de los apetitos, la actividad de la mente, la actividad de la voluntad, emoción".

Otro lugar donde ocurren las ataduras del alma con mucha frecuencia es dentro de las relaciones sexuales. Marcos 10 explica que Dios creó al hombre y a la mujer para que se unieran en el matrimonio y llegaran a ser "un solo cuerpo". Pero esta conexión de "un solo cuerpo" se produce incluso si los dos no son marido y mujer. Escuche a Pablo en 1 Corintios 6:16 "¿No saben que el que se une a una prostituta se hace un solo cuerpo con ella? Pues la Escritura dice: «Los dos llegarán a ser un solo cuerpo»".

Vemos otro ejemplo de una atadura impía del alma en Génesis 34:8 (RVR1960): "Y Hamor habló con ellos, diciendo: El alma de mi hijo Siquem se ha apegado a vuestra hija; os ruego que se la deis por mujer". Varias traducciones dicen ya "el alma de mi hijo.... anhela a vuestra hija". Anhelar, unirse o apegarse, no importa; las tres indican un alma que está atada equivocadamente a otra.

Las relaciones sexuales implican el intercambio de fluidos corporales, lo cual genera una unión poderosa. Los que están en el ocultismo lo saben y lo ponen en práctica en sus rituales oscuros que involucran sangre, orina, heces, semen (y demás). Pero su uso corrompido no deshace el propósito original para esta hermosa verdad bíblica, que era la de unir a dos personas en "un solo cuerpo".

Hace casi veinte años, una mujer me pidió que fuera a orar con ella en la intimidad de su hogar. Comenzó expresándome que sentía insatisfacción matrimonial. Me confesó algo impensable para mí, cuando empezamos a orar. Admitió que se había acostado con un centenar de hombres, antes de su matrimonio actual. No podía entender ese estilo de vida, al haber estado yo sólo con un hombre. Me dolía el corazón por ella mientras reposaba sobre mi regazo y lloraba con quebrantamiento total.

Ahora estaba casada con un hombre exitoso, piadoso, que estaba al tanto de su pasado y tenían hijos maravillosos. Pronto se hizo evidente para mí que su descontento no era la insatisfacción en absoluto, porque no tenía nada de qué estar insatisfecha. Más bien, experimentaba la esclavitud agobiante de la atadura del alma. De hecho, un centenar de ataduras del alma.

Realmente no supe qué orar, porque las oraciones sobre su descontento ya no eran el problema. Empecé instintivamente a consolarla, ministrándole gracia y misericordia. Mientras lo hacía, oí al Señor decirme que empezara a contar. Sin comprender, pero con ella todavía en mi regazo y con mis brazos a su alrededor, procedí muy lentamente: "Uno. . . dos. . . Tres . . .". Cuanto más contaba y avanzaba, ella y yo nos dimos cuenta que el Señor estaba numerando a los hombres y la estaba liberando de cada atadura del alma, desatando la confusión demoníaca de haber llegado a ser "un solo cuerpo" con tanta gente.

Llegaba a veces a un número determinado y ella se echaba a llorar. Aunque estoy segura que ella no podía recordar quién era el "número 42" ó el "número 65" ó el "número 93", Dios sí, y se podría notar por su reacción cada vez que Él la liberaba del vínculo malsano que engendró ese encuentro particular. ¿Y qué tal si cada uno de ese centenar de hombres había dormido con un centenar de mujeres? Tal vez sea poco probable, pero ¿qué tal si se hubieran acostado con cinco o diez? También habría estado atada a esos individuos. Rompimos ese día un número incalculable de ataduras del alma.

La mujer se incorporó, se secó las lágrimas y me dio las gracias, cuando terminamos. ¡Se lo digo, ella quedó libre! Fue una experiencia gloriosa que nunca voy a olvidar. Admiro mucho a esta pareja, y gracias a Dios, hoy en día todavía están casados.

Leí una vez un artículo en línea que se manifestó en contra de la existencia de las ataduras del alma, porque la Biblia nunca utiliza ese término. Fue muy frustrante para mí, porque he visto con mis propios ojos los "antes y después". Además, hay muchas frases en español que hemos llegado a tener en el cristianismo que no se encuentran en el hebreo o griego originales; estas frases se construyen generalmente en torno a conceptos que están muy presentes en las Escrituras. De cualquier manera, sólo puedo orar para que alguien esclavizado con las cadenas de las ataduras del alma nunca se tope con esos comentarios sin compasión y no pueda recibir la libertad que él o ella necesite.

Si usted o alguien que conoce sufren de alguna atadura impía del alma, usted (o ellos) la pueden romper haciendo la oración de la siguiente página. También sería prudente deshacerse de cualquier cosa en su posesión que le vincule con esa persona (o personas). Fotografías antiguas, ropa, regalos, etc. Dios le mostrará, pero sin duda necesita ser obediente. (Obviamente, si esa relación tuvo como fruto un hijo, no puede deshacerse del hijo. Más bien, mire al hijo como un hermoso regalo de la redención de Dios). Una vez que haga la oración y "limpie la casa", sentirá la diferencia en el alma y el espíritu.

De nuevo, las definiciones de *alma* y *espíritu* son tan similares que algunos no ven ninguna diferencia en absoluto; por lo tanto, creen en la "dicotomía del hombre", lo cual significa que creen que sólo hay dos partes en el hombre y que el alma y el espíritu son uno.

Sin embargo, creo en la tricotomía, ya que las Escrituras dicen que fuimos creados a la imagen de Dios, y Dios es tres personas. Él es la Santa Trinidad, y nosotros somos una "trinidad terrenal", lo cual sólo significa que somos el reflejo de su naturaleza divina aquí en la tierra. Tres en uno, pero no obstante separados.

Pablo hace eco de esto: "Que Dios mismo, el Dios de paz, los santifique por completo, y conserve todo su ser —espíritu, alma y cuerpo— irreprochable para la venida de nuestro Señor Jesucristo" (1 Tesalonicenses 5:23).

Otras Escrituras para meditar son: Ezequiel 13:18-22; 1 Corintios 6:18.

Las toxinas emocionales correspondientes

Las personas que han desarrollado ataduras del alma experimentan frecuentemente los sentimientos tóxicos de la vergüenza, la culpa, el rechazo, la insatisfacción y la depresión. Oremos ahora para que Dios renueve su mente de estas posibles influencias y le ayude a establecer nuevos estándares para sí mismo que beneficien su fe:

> *Dios Padre, me arrepiento de las veces que he puesto a otra persona delante de ti. Te pido en el nombre de Jesús que rompas cualquier atadura del alma. Recibo la sanidad de cualquier vergüenza, culpa, rechazo, insatisfacción o depresión resultantes. Te entrego todas las relaciones y recuerdos que están obsesionados con la fuente equivocada. Confieso que Tú eres mi fuente, Dios. No le daré excesiva lealtad a nadie más que a Ti. Te pido que me muestres cualquier persona con la que deba estar en un pacto apropiado y piadoso, y permite que esas relaciones sean dignas de tu bendición. En el nombre de Jesús, Amén.*

La correlación con la desintoxicación física

Limpiaremos hoy y mañana el sistema excretor.

Desayuno	Batido de desintoxicación Fondo blanco
Jugo de media mañana	Jugo Cuatro iguales
Almuerzo	Sofrito Toma cinco
Merienda	Tome libremente la merienda de sus frutas y hortalizas amarillas

Cena	Elija una fruta u hortaliza amarilla o verde (véanse las recetas para tener ideas de la preparación); acompañe con arroz integral o quinua mezclado con las especias y frutos secos de la sección o fríjoles
Copa para cerrar la noche	Té de desintoxicación

Bendición de cierre

Que Dios sane su sistema excretor de cualquier obstrucción que impida la eliminación y bendiga su desintoxicación, a medida que usted le busque para eliminar cualquier atadura del alma en su vida.

DÍA 4

Toxina espiritual: Cuando caen los héroes

¿Reconoce ese momento en el que se da cuenta que una persona que usted admira es en realidad un ser humano? Todos odiamos esos momentos. Pero la vida está llena de ellos.

El devocional de hoy viene con una advertencia: Puede evocar sentimientos y recuerdos que usted no esperaba tener, cuando abrió hoy este libro. Sin embargo, es la única manera efectiva que se me ocurre para transmitir el dolor desgarrador de perder un modelo a imitar. Dado que usted podría ser uno algún día (o ya lo es), le animo a seguir leyendo.

Entonces, ¿dónde se encontraba cuando se enteró de las actividades adúlteras, el perjurio y la destitución de Bill Clinton? (Todavía tengo su vídeo de la confesión nacional en VHS y me niego a tirarlo a la basura). O remóntese unos cuantos años más, ¿cómo se sintió cuando vio la renuncia de Richard Nixon por el caso Watergate? ¿Y cuando se enteró de la aventura amorosa de Arnold Schwarzenegger y el hijo fruto de su amorío? Y ¿qué sentimientos le traen a la mente los siguientes nombres: Michael Jackson, Stephen Collins, Anthony Weiner, John Edwards, Britney Spears, etc.? ¿Recuerda esas fotos policiales dignas de vergüenza ajena de las celebridades como Lindsay Lohan, Mel Gibson, Glen Campbell, Amanda Bynes, Jane Fonda, Randy Travis y Yasmine Bleeth? Y para los aficionados a los deportes, ¿cómo se siente cuando escucha el nombre de Lance Armstrong, Jerry Sandusky, Michael Vick, Tiger Woods, Steve McNair, Pete Rose, Sammy Sosa, Mark McGwire, Tonya Harding, Barry Bonds o Roger Clemens? O ¿qué tal los suicidios desgarradores (intencionales o no) de Robin Williams, Whitney Houston, Kurt Cobain, Marilyn Monroe y Philip Seymour Hoffman? Yo ni siquiera sabía hasta que hice este estudio que Vincent van Gogh, Marco Antonio y Tchaikovsky se suicidaron. Supongo que los héroes han caído desde hace mucho tiempo.

Aunque usted puede indignarse o quedar intranquilo, después de escuchar el final triste de estos héroes, de alguna manera es peor cuando se trata de un héroe religioso que comete la transgresión. Se supone que ellos no deberían caer, ¿no es cierto?

Ted Haggard, Jim Bakker, Jimmy Swaggart, Robert Tilton, el cardenal Bernard Law, y continúa la lista. Algunos pastores terminaron en el Salón Tele-evangelista de la Infamia por el pecado sexual, y otros se llenaron de avaricia y desperdiciaron el dinero de sus donantes. Pero ¿y qué de la traición de Judas a Jesús? ¿Y qué de la manera como los israelitas se sintieron cuando a su valiente líder, Moisés, le fue prohibido por Dios ingresar a la tierra prometida debido al incidente de la roca y el agua? ¿Y qué de David que cometió un asesinato y adulterio siendo rey? ¡Vaya que es escandaloso!

Pero hay una diferencia entre un jugador de béisbol que usó esteroides ilegales y su pastor que cae en el pecado sexual. Esa tercera base no era responsable de pastorear a su alma. No le estaba entrenando en la justicia y la pureza. Su pastor sí lo estaba. Cuando su pastor cae, un pedazo de su corazón cae con él.

Entonces, ¿por qué se caen? ¿Cómo puede alguien que está espiritualmente en la cima del mundo caer tan bajo? ¿Desconexión? Quizás. ¿Orgullo? Sí. ¿Espíritus engañadores? Bingo. Pero los espíritus engañadores sólo tienen acceso a alguien que está desconectado y es orgulloso, por lo que se convierte en un ciclo predecible. Pablo profetizó que muchos en los últimos días se apartarán de la fe, como consecuencia de los espíritus demoníacos engañadores: "Pero el Espíritu dice claramente que en los postreros tiempos algunos apostatarán de la fe, escuchando a espíritus engañadores y a doctrinas de demonios" (1 Timoteo 4:1 RVR1960).

¿Se pueden evitar las caídas? Oh, sí. Todos debemos estar conectados con el Cuerpo de Cristo por medio de la asistencia congregacional con regularidad (véase Hebreos 10:25), creyéndonos poca cosa (véase 1 Samuel 15:17-23), desarrollando una vida de oración disciplinada (véase 1 Tesalonicenses 5:17) y poniendo fin a todas las relaciones que nos lleven hacia abajo: "No se dejen engañar: «Las malas compañías corrompen las buenas costumbres»". (1 Corintios 15:33). La estabilidad espiritual *es* condicional.

Escribí hace algunos años una lista de los quince héroes de mayor influencia que se cruzaron por mi vida y cambiaron su curso drásticamente para mejor, haciéndome lo que soy hoy en día. ¿Pero adivine qué? Vi, cuando volví a revisar hoy esa lista, que de los quince, doce me han fallado de alguna manera significativa con el paso del tiempo, y de esos doce, ocho me hicieron daño de plano (la mayoría involuntariamente). De los quince, sólo tres nunca me han herido ni decepcionado. ¡Tres! Y ¿qué tuvieron en común esos tres? Que en realidad no pasé mucho tiempo individualizado con ellos. Estoy segura que si lo hubiera hecho, ellos habrían tenido también la oportunidad brillante de fallarme. ¡Así es la vida! ¡Esa *es* la belleza de la vida! No hay progreso sin riesgo, y las relaciones están repletas de ellos.

La otra razón por la que a veces nos desanimamos y vacilamos emocionalmente cuando un héroe cae es porque pone su dedo en algo dentro de todos nosotros que puede provocar que perdamos el equilibrio y caigamos en picada. La Escritura es clara que ninguno de nosotros somos justos, ninguno, y todos estamos privados de la gloria de Dios. Y no olvidemos 1 Corintios 10:12: "Por lo tanto, si alguien piensa que está firme, tenga cuidado de no caer".

Tal vez alguien le defraudó. ¿Cómo debe responder? Bueno, Romanos 15:1-2 dice: "Los fuertes en la fe debemos apoyar a los débiles, en vez de hacer lo que nos agrada. Cada uno debe agradar al prójimo para su bien, con el fin de edificarlo". Me encanta el versículo 2 en el Nuevo Testamento de Weymouth: "Debemos ayudar a los demás a hacer lo correcto y edificarles en el Señor".

Ha habido héroes espirituales que cayeron cerca de mí antes. Algunos cayeron tan discretamente que, al igual que el árbol en el bosque, al principio casi nadie se dio cuenta. Otros cayeron tan fuertemente que los que los estábamos viendo tuvimos que dispersarnos para protegernos de la fragmentación, el impacto y el estremecimiento del suelo. A veces, las réplicas son tan fuertes que su corazón ni siquiera tiene el tiempo para esquivar el una vez imponente árbol, pero luego vienen los momentos de mirar hacia atrás y extrañar la sombra que alguna vez este proyectó.

Si le ha ocurrido a usted, este es el lugar mismo donde usted tiene la opción: amargarse y ser crítico, o crecer y empezar a proyectar su propia sombra.

Chris y yo tuvimos varios amigos que de repente comenzaron a divorciarse, cuando llevábamos unos veinte años más o menos en nuestro matrimonio. Fue angustiante ver que se desgarraban estos viejos amigos con matrimonios de mucho tiempo atrás y varios hijos. Nuestros hijos crecieron todos juntos. Fue especialmente difícil ver a muchos de los "hijos afectados por el divorcio" que perdieron su fe en Dios. Uno de nuestros hijos invitó a un amigo a pasar la noche, después de varios de estos divorcios. Fue uno cuyos padres permanecieron juntos a través de toda esta agitación. Él me dijo: "Señora Laura, ha sido realmente difícil ver que se divorcian los padres de todos mis amigos, pero yo le digo una cosa, si usted y el señor Chris se llegaran a divorciar, yo cuestionaría todo lo que siempre he creído sobre Dios, y creo que también le pasaría a otra gran cantidad de gente".

¡Vaya! Eso afectó mucho mi corazón. Aunque, ¡qué honor! La mayoría de la gente tiene que hacer algo para ser héroes. Yo sólo tenía que *abstenerme* de hacer algo: no divorciarme. Me di cuenta que algo tan simple como mantener el rumbo puede convertirle en un héroe.

Diga lo que quiera acerca del evangelista de televisión Jimmy Swaggart. Nunca vi la foto de él fuera de la habitación del hotel en 1988, y no me interesa hacerlo. Lo único que quiero recordar de él es que cuando yo tenía diez años le oí cantar en la televisión, y por su sinceridad se me derramaban las lágrimas. Estuve tan conmovida que me senté y le escribí una carta, y él me respondió. Me dijo que yo había llorado, porque el Espíritu Santo me estaba atrayendo a sí mismo, y que necesitaba entregarle mi corazón. Así lo hice. Entré en un pasillo de una iglesia Bautista, unas semanas más tarde, y le he servido a Dios desde entonces. A pesar que mis padres me llevaron a la iglesia y me expusieron al cristianismo toda mi vida, no fue hasta que oí cantar a Jimmy Swaggart que experimenté la unción, y esa unción me atrajo. Todavía estoy hoy aquí.

¿Significó que yo caí con él, cuando él cayó? Claro que no. Pero nos excusamos frecuentemente para tropezar, cayendo justo en nuestros propios males, ocultos y perceptibles, cuando nuestros héroes caen. ¿Cayó también su esposa, cuando él cayó? No, ella permaneció con él y han estado casados por más de sesenta años. Ambos están todavía en el ministerio, pero creo que su mayor ministerio ha sido el de permanecer casados, durante seis décadas, a través de todo el drama público.

Y diga lo que quiera sobre Josh Duggar y los acontecimientos lamentables de la primavera y el verano de 2015, pero esto no es imperdonable ni irredimible. Conocí a Jim Bob y Michelle y parecen ser gente auténtica. ¿Puede la familia volver a enderezar su situación con el público? Puedo decirle que su preocupación principal es su familia y no "el público", a partir de sólo un breve encuentro que tuve con ellos. *Siguen* siendo una familia, y Dios *sigue* siendo el Dios de segundas y terceras oportunidades. Sólo Él puede redimir toda la saga y aprovecharla para Su bien. Dios está lejos de haber terminado de usar a la extraordinaria familia Duggar con todas sus reconocidas cicatrices, y Él está lejos de haber terminado de usar su familia y toda la mía con todas las nuestras. ¿No es motivo de estar contentos?

Una amiga desde hace mucho tiempo y madre espiritual, Donna Svolto, me dijo recientemente: "Laura, ¿sabe lo que el Señor me dijo esta mañana acerca de satanás que cae del cielo como un rayo? Él dijo que si un tercio de los ángeles puede ser engañado por satanás para que se rebelen contra Dios mientras estaban allí en su misma presencia en el cielo, entonces *ninguno de nosotros* aquí abajo estamos exentos de ser engañados o caer". Cuan cierto es esto de manera extraordinaria y aleccionadora.

Deseo que nadie jamás caiga, pero ya que satanás cayó del cielo como un rayo, él ha tratado de arrastrar a otros consigo, sobre todo a los héroes espirituales. Algunos vivirán en el lodo y otros se van a sincerar. Respeto y admiro profundamente a los héroes que se vuelven a parar y aceptan la restauración de manera vulnerable.

Creo que eso los convierte en superhéroes.

Las toxinas emocionales correspondientes

Las personas cuyos héroes caen experimentan con frecuencia sentimientos de tristeza, ira, juicio y vergüenza. Oremos ahora para que Dios renueve su mente y espíritu de estas posibles influencias y les ayude a recuperarse:

> *Dios Padre, te entrego mi desilusión y dolor. Levanto ante Ti a ________________ en este momento y te pido que les restaures. Perdónalos por lo que hicieron, cómo cayeron, y sana a aquellos que fueron lastimados a raiz de esto. Los libero para siempre. Dios, sana ahora mi corazón dondequiera que todavía llore por el dolor, la ira, el juicio y la vergüenza. Los perdono completamente y te pido que dejes libre mi mente para recordar lo bueno que ellos alguna vez trajeron a mi vida. Gracias Señor por la forma que me has perdonado antes. Tú eres el Dios de las segundas oportunidades. En el nombre de Jesús, Amén.*

La correlación con la desintoxicación física

Terminaremos hoy de limpiar el sistema excretor. Repita el esquema de alimentación de ayer, experimentando con los colores de esta sección.

Bendición de cierre

Que Dios limpie su sistema excretor de las obstrucciones y toxinas a medida que le pide ayuda para procesar y eliminar cualquier herida en su vida de los héroes que cayeron y le defraudaron.

DÍA 5

Toxina espiritual: La división y el asedio (Los conflictos y las divisiones en la iglesia)

¿De cuántas iglesias ha formado parte durante toda su vida adulta? ¿Y por qué dejó cada una? Si es mayor de cuarenta años y ha estado en menos de cuatro, usted forma parte de una minoría. ¿Yo? Tres iglesias. Incluyendo la que Chris y yo ahora pastoreamos en Eastgate.

En la primera iglesia comenzamos como voluntarios en el ministerio infantil. Teníamos un hijo y nosotros mismos éramos muy jóvenes. Empecé un teatro-restaurante cristiano en esa iglesia, y para el final de nuestros siete increíbles años allí, los dos servíamos en el ministerio de jóvenes y Chris fue ordenado como diácono.

¿Por qué nos fuimos? Teníamos una sola razón: anhelábamos más del Espíritu Santo y queríamos servir en el ministerio con grupos caseros. No encontramos ningún defecto en la iglesia, ni en sus líderes, ni en el pastor, ni en los programas, ni en nuestros innumerables amigos allí. También le ocurrió al pastor de ese entonces, pero fue una batalla complicada cuesta arriba en esa iglesia establecida, de ochenta años de existencia. Todavía está creciendo y ya conmemoró un centenario. Muchos de nuestros amigos más queridos aún están allí.

A pesar que sentimos que nos extirparan una extremidad, nosotros con nuestros cuatro hijos pequeños nos fuimos para una iglesia completamente nueva fundada por una antigua congregación establecida de Nashville. Encontramos allí que el Espíritu Santo obró poderosamente en los pequeños grupos caseros, así como en los servicios colectivos. Empecé un departamento de teatro y de inmediato, antes de que terminara el año, nos encontramos como aprendices en el ministerio de los grupos caseros. Tuvimos nuestro propio grupo y nos convertimos en líderes de "célula", cuando el grupo se "multiplicó" (nunca se dice "se dividió"). Tuvimos nuestra propia "zona" y nos convertimos en líderes de la zona, cuando ese grupo se multiplicó en tres grupos. Nos convertimos en pastores del distrito, una vez que las células de esa zona comenzaron a multiplicarse. Chris fue ordenado anciano durante el trayecto; y yo, de maestra profética. Fueron los diez años más felices de nuestra vida.

Entonces, ¿qué pasó? Esa segunda iglesia asestó un verdadero golpe que terminó en la desilusión total. Simplemente desapareció lo que antes fue un ministerio con seiscientos cincuenta miembros con un presupuesto de casi un millón de dólares al año. Fue lo más difícil que jamás hayamos vivido en nuestro matrimonio de veinte años en ese entonces, y para ser honesta, creo que incluso hasta ahora, diez años más tarde, todavía es lo más difícil. Todos estábamos inmersos en la vida de los miembros de esa iglesia. Nuestros hijos nacieron todos juntos con el paso de los años; Chris y yo tuvimos dos hijos allí. Éramos un grupo fecundo; alguien estaba siempre en embarazo u organizando un baby shower para otra persona. Todos entregamos nuestros jóvenes a la iglesia, al Señor y al uno al otro.

Se ha tardado diez años y un montón de trabajo duro para que los miembros se reconcilien entre sí, a causa de los acontecimientos de la muerte de la iglesia. De hecho, tanto trabajo, que debo ser muy cuidadosa en la manera en que manejo la redacción del devocional actual. Pero decidí incluir esta historia, debido a lo mucho que me habría gustado tener algo alentador para leer, durante ese tiempo oscuro. Este libro se trata sobre la desintoxicación de la fe, a través de la lucha contra las toxinas que la contaminaron, y vi que se contaminó la fe de muchas personas después de la muerte de la iglesia. Así que aquí va. Si usted, querido lector, es un amigo nuevo, sólo lea entre líneas, y si usted es un amigo de larga data, bueno, podrá rellenar los espacios en blanco, dar un paseo por el jardín de los recuerdos y sonreír al final conmigo.

He aquí la escena, dibujada con un pincel muy, muy (¿mencioné muy?) grande: se funda la iglesia. Llegan centenares de personas. Crece el liderazgo. Se transforman vidas. Se manifiestan sanidades. Florecen las profecías. Crecen los pastores. Se cortan los lazos apostólicos. Disminuye la rendición de cuentas. Circulan los rumores. Investigan a los ancianos. Renuncia el pastor. Declina la membresía. Llega el pastor provisional. Resucita la esperanza. El antiguo pastor genera división. Tropieza y cae. Se confirman los rumores. Se reduce la asistencia. Caen en picada las finanzas. Se retira el personal. Hacen luto los miembros. Se dispersan las familias. Se enfrenta el liderazgo. Se caldean los ánimos. Surgen los distanciamientos. Se cierran las puertas.

Así es la grave situación de nuestro maravilloso ministerio de diez años y casi un millón de dólares, en unas pocas palabras. El enemigo atacó a nuestro pastor y se dispersaron las ovejas, y no importó cuán nobles fueron los esfuerzos del segundo pastor, eran unas ovejas destinadas al matadero (Véase Zacarías 11:4-17).

Tal vez usted no haya experimentado un conflicto sino una división en la iglesia. Asistimos una vez a un funeral, donde no estábamos seguros si el difunto había sido cristiano o no. Nos enteramos en el servicio que de hecho había sido cristiano, y que incluso había enseñado en la escuela dominical hacía cuarenta años.

Sin embargo, se enojó mucho, cuando se dividió la iglesia, y prometió jamás volver a pasar por las puertas de una iglesia. Mantuvo su promesa durante cuarenta años, probablemente hasta que fue llevado a una en su funeral.

¡Qué triste permitir que las transgresiones de una persona o un grupo decidan su destino espiritual! Me dio tristeza, aunque al menos estábamos felices de saber que él era cristiano; nos infundió más esperanza saber que él ahora estaba con Dios.

Usted sabe que si su iglesia experimenta un conflicto o división se suscitan emociones y se evocan reacciones propias que es probable que ni siquiera hubiera sabido que existían. Es probable que usted vea lo mejor y lo peor de sí mismo. Lo más fuerte y lo más débil. He aquí una lista de verificación de supervivencia si usted se encuentra actualmente en esta serie de circunstancias.

1. Obtenga consejo sabio, preferiblemente de quien supervisa su ministerio en la iglesia.
2. Ore y ayune. Pero, si las cosas se prolongan, limite el número de ayunos de cuarenta días que va a hacer. La desesperación, el estrés, la falta de descanso y el ayuno excesivo hicieron que mi metabolismo perdiera el control. Dios conoce su corazón. Usted no tiene que matarse para mantener viva su iglesia.
3. Cuide su lengua. No sea chismoso. *Bajo. Ninguna. Circunstancia.* Confíe en mí, tendrá la gracia para transmitirles a las personas los hechos sin ser fuente de división. Puede tener opiniones sin ser testarudo. Usted puede juzgar sin ser crítico.
4. Si usted es un líder, reúnase con los miembros que puedan tener preguntas y ayúdeles a tener consuelo. No imponga límites. La información acaba con la especulación y engendra paz y esperanza. Anime a la gente a que aguante y ore.

5. Mire por lo menos dos películas divertidas a la semana. Lo digo en serio. ¡La risa es una buena medicina! Recuerde que en diez años todo esto será un recuerdo lejano, y otros nuevos los habrán reemplazado.

Comprendo completamente los dramas y traumas de la iglesia. Sé lo que es que la supervivencia de la iglesia sea la última cosa en lo que piense antes de ir a dormir y la primera cosa en su mente cuando se despierte (y soñar con ello toda la noche). Hubo noches que tuve que adormecer a mi marido con cantos. Con frecuencia simplemente descansábamos, nos estrechábamos y dejábamos correr las lágrimas al orar. Poco sabíamos que todas esas lágrimas regarían y harían crecer una nueva iglesia. No teníamos ni idea que Dios nos estaba llamando a ser pastores. Estábamos tan ocupados tratando de amar y restaurar a las personas que se nos pasó desapercibido. En la actualidad, todavía tratamos de amar y de restaurar nuevas personas.

En retrospectiva, al haber estado en los maravillosos ministerios de esas iglesias nos brindó la oportunidad de servir y familiarizarnos con todas las áreas de una iglesia, lo cual pienso que nos equipó para lo que vivimos ahora: Hemos servido en el ministerio de niños, el ministerio de jóvenes, con los matrimonios jóvenes y las familias, como diáconos, como ancianos, como una voz profética y ahora como pastores. Nos encanta todo aspecto pertinente de la Iglesia. Todavía nos encontrará trapeando el piso y sacando la basura. Como dije, todo aspecto.

Las toxinas emocionales correspondientes

Las personas que han experimentado un conflicto o división en la iglesia luchan frecuentemente con los sentimientos de abandono, rechazo, dolor, ira y, con el tiempo, de aislamiento. Oremos ahora para que Dios renueve su mente y espíritu debido a estas posibles influencias y le ayude a recuperar su fe:

> *Dios Padre, sé que Tú amas a tu esposa más que yo. Sé que soy sólo una pequeña parte de tu Iglesia, pero Dios, me duele. Estoy enojado por lo que ha pasado y tengo miedo de lo que pueda ocurrir. Te entrego mi rechazo, dolor e ira. Protégeme del aislamiento debido al abandono. Voy a promover la paz y me dedicaré a la oración. Dame el favor con aquellos cuyos oídos Tú quieres que yo llene de palabras sabias. Reprendo al devorador de este ministerio, y cierro las fauces de la muerte que generan chismes y especulación. Permite que prevalezca la verdad. Que triunfe el amor. Que llegue la paz. En el nombre de Jesús, Amén.*

La correlación con la desintoxicación física

Limpiaremos hoy y mañana el sistema urinario. Los arándanos de agua son conocidos por tener un fuerte impacto curativo en los riñones, por lo que no dude en añadir un puñado de arándanos de agua frescos o solo jugo de arándano de agua —no cóctel a base de jugo— a su "Tónica guerrera".

Desayuno	El explosivo nuevo riñón del barrio
Jugo de media mañana	Tónica guerrera
Almuerzo	Sopa de desintoxicación Elija seis
Merienda	Tome libremente la merienda de sus frutas y hortalizas amarillas

Cena	Elija una fruta u hortaliza amarilla y una verde (véanse las recetas para tener ideas de la preparación); acompañe con arroz integral o quinua mezclado con las especias y frutos secos de la sección o fríjoles
Copa para cerrar la noche	Té de desintoxicación

Bendición de cierre

Que Dios sane su sistema urinario de las toxinas y bendiga su limpieza ya que Él sana el corazón y la fe de las toxinas acumuladas durante cualquier trauma de la iglesia, el drama o el abuso espiritual.

DÍA 6

Toxina espiritual: Las catástrofes mundiales

Usted lo habrá escuchado antes: "¿Por qué permite Dios los desastres naturales?". Lo que en realidad preguntan es: "Por qué es que Dios permite que le ocurran cosas malas a la gente buena".

La implicación es que con todo el horror que se vive en el mundo, Dios ciertamente no es tan poderoso ni compasivo, como afirmamos que Él es, si es que existe.

Pero tiene que admitir: La lista es bastante impresionante. Resulta difícil comprender, cuando uno intenta discernir las estadísticas que muestran que casi un cuarto de millón de personas murieron en el año 2004 producto de un terremoto. Mi yerno, el sargento Kyle Caldwell, era un cabo de la marina estadounidense en el Océano Índico que se dirigía hacia Guam, cuando el terremoto de magnitud 9,3 provocó el tsunami más devastador del mundo. Su barco se desvió a Sri Lanka para ayudar con la limpieza y la ayuda humanitaria, después de la muerte y el desplazamiento de los muchos cientos de miles de personas.

El terremoto de Haití del 2010, con sus cincuenta y dos réplicas, produjo incluso más muertes, trescientos dieciséis mil, hirió a otras trescientas mil y derribó doscientos ochenta mil edificaciones. O, ¿qué tal el ciclón de 1970 en Pakistán del Este (el actual Bangladesh), que acabó con más de medio millón de vidas? ¿O el terremoto de Shaanxi de 1556 en China, en el que murieron ochocientas treinta mil personas? Y hablando de China, ¿qué tal las inundaciones de 1931 a lo largo del Río Amarillo, que se estima que mató entre uno y tres millones de personas por ahogamiento, enfermedades y la resultante hambruna y sequía? El mismo río se desbordó menos de cincuenta años atrás, matando un número igual de personas.

Europa también ha tenido su parte de tragedia, desde la ola de calor europea del 2003, que causó la muerte a setenta mil personas, hasta la Peste Negra europea o peste bubónica, que mató a casi setenta millones de personas a mediados del siglo XIV.

Y luego están las calamidades provocadas por el hombre, las cuales se necesitan sólo una o dos palabras para estremecer sus recuerdos: 9/11, Chernóbil, Exxon Valdez, la explosión del *Challenger*, el *Titanic*. La lista sigue y sigue.

Creo que una de las más difíciles de entender para mí es cuando la injustica es la causa de las cifras de las víctimas fatales, como cuando los nazis llegaron al poder en 1933 en Alemania, lo que dio lugar al exterminio de más de seis millones de judíos. El Holocausto. O el comercio de esclavos en el Atlántico, que duró desde el siglo XV hasta el siglo XIX, cuando fue finalmente abolido. Los colonos americanos y europeos capturaron y explotaron a hombres, mujeres y niños de África Occidental, para el trabajo en las plantaciones, sometiéndolos primero a abusos indecibles, durante el viaje desde África hasta las Américas (llamada la travesía del Atlántico). Es difícil imaginar que casi sesenta millones de africanos murieron o fueron esclavizados como resultado de esta trata de esclavos.

Y como si no fuera lo suficientemente malo que se hubieran perdido millones e incluso miles de millones de vidas en los desastres mundiales, se han perdido también millones y miles de millones de dólares. Solo Chernóbil costó doscientos mil millones de dólares.

Y dado que estamos hablando de desastres mundiales costosos, me gustaría señalar que se gastaron más de siete mil millones (sí, *miles de millones*) en las elecciones presidenciales estadounidenses del 2012, ¡sólo en la campaña! La Comisión Federal de Elecciones emitió once millones de páginas de documentos relacionados con la campaña del 2012, como resultado del exorbitante flujo de caja. Lo siento, pero esa cifra sólo va a aumentar en las futuras elecciones y *eso* es, sin duda desastroso.

A pesar que mi investigación no pudo determinar un monto total de todo el dinero gastado en todas las guerras del mundo (y las guerras mundiales) de la historia, sin duda, incluso sin las tasas de inflación, la cifra está en los miles de billones. Solo Estados Unidos gasta anualmente más en defensa militar que los siguientes once países juntos, una asombrosa cifra de quinientos setenta y siete mil millones de dólares al año. Así es. Gastamos más que China, Rusia, Arabia Saudita, el Reino Unido, Japón, Alemania, Francia, India, Brasil, Italia y Corea del Sur juntos. Según Jorn Madslien, tal como lo reportó la BBC en el 2009: "De hecho, unos $2.4 billones de dólares. . . o el 4,4% de la economía global 'dependen de la violencia', según el Índice de Paz Global, en referencia a 'las industrias que crean o gestionan la violencia', o la industria militar".[2] Dicho de otro modo, la guerra es un gran negocio.

¿Me pregunto cuántas de las víctimas eran niños en los cataclismos, las guerras y los desastres naturales en todo el mundo? ¿No es Dios el meteorólogo que pudo haber evitado todas esas sequías, terremotos, maremotos, tifones, ciclones, tornados, huracanes, deslizamientos de tierra, incendios forestales y avalanchas? Quiero decir, considérelo. ¿Estaba Dios de vacaciones en esos días? ¿Qué estaba haciendo durante los huracanes de Katrina y Andrew? ¿Evacuó Dios Luisiana como aconsejaron dos veces los funcionarios? Por supuesto que no.

¿Qué dice usted, cuando alguien le pregunta por qué Dios permitió que ocurrieran todos esos desastres? ¿Cuál es su opinión personal sobre el asunto? ¿Cómo se lo explicaría a un niño?

Debemos adquirir una perspectiva bíblica sobre las catástrofes mundiales. Jesús dijo que ocurrirían. Echemos un vistazo a sus palabras en Mateo 24:3-8 (NBLH).

> Estando Jesús sentado en el Monte de los Olivos, se acercaron a Él los discípulos en privado, y le preguntaron: "Dinos, ¿cuándo sucederá esto, y cuál será la señal de tu venida y de la consumación de este siglo?" Jesús les respondió: "Tengan cuidado de que nadie los engañe. Porque muchos vendrán en mi nombre, diciendo: 'Yo soy el Cristo (el Mesías),' y engañarán a muchos. Ustedes van a oír de guerras y rumores de guerras. ¡Cuidado! No se alarmen, porque es necesario que todo esto suceda; pero todavía no es el fin. Porque se levantará nación contra nación, y reino contra reino, y en diferentes lugares habrá hambre y terremotos. Pero todo esto es sólo el comienzo de dolores".

Vemos en el libro de Génesis que Dios diseñó las leyes globales de la naturaleza que todavía gobiernan hoy en día la tierra. La dura realidad es que los tornados son causados por las inestables corrientes térmicas ascendentes y descendentes que interactúan con la cizalladura del viento, y los terremotos se producen cuando se rompen las rocas del subsuelo a lo largo de una falla geológica. Por lo tanto, vemos que es fácil ver *cómo* ocurren los desastres naturales. Lo que no es tan fácil de ver es *por qué*.

Los llamamos "actos de Dios", y sin embargo me pregunto: ¿Alguien también le reconoce a Dios el mérito de los siglos de mares pacíficos y cielos tranquilos?

Debe entristecer a Dios, quien creó el Edén para que fuera un lugar perfecto para la humanidad, ver lo que el pecado le hizo a su mundo perfecto. Del mismo modo que Dios permite que la gente mala realice actos malvados, Él también permite que la tierra manifieste las consecuencias que la maldad ha tenido en su creación. Escuche lo que dice Romanos 8:20-21 (NTV): "Contra su propia voluntad, toda la creación quedó sujeta a la maldición de Dios. Sin embargo, con gran esperanza, la creación espera el día en que será liberada de la muerte y la descomposición, y se unirá a la gloria de los hijos de Dios".

Si bien debemos tener cuidado en nuestra evaluación humana de los desastres naturales y de los provocados por el hombre, de no ser críticos y no pretender que sabemos las razones por las que Dios lo permite, es seguro decir que todos y cada uno de los días oscuros de la tierra se remontan al momento cuando la oscuridad invadió celosamente la tierra a través del pecado, después de que Dios declaró: "Hágase la luz". Esa es la respuesta que debemos dar a la gente, cuando preguntan por qué ocurren los desastres. Y debemos responder con amor y acudir en ayuda, de quienes estén en medio del desastre.

Las toxinas emocionales correspondientes

Las personas que han experimentado o se han visto afectadas por los desastres naturales o los provocados por el hombre luchan frecuentemente con los sentimientos de tristeza, duda, ira y juicio.

Oremos ahora para Dios renueve su mente y espíritu de estas posibles influencias y le ayude a recuperarse:

> *Dios Padre, debe ser difícil para Ti ver que tu creación perfecta sufre las consecuencias del pecado. Tanto sufrimiento innecesario. ¡Si tan sólo el mundo entero volviera a Ti! Oro que así sea. Y oro para que mientras tanto los inocentes que sufren por la tristeza, la duda, la ira o el juicio como resultado de las catástrofes reciban consuelo y provisión. Usa mis manos para lograrlo. Guárdame y a los míos bajo tu protección, en estos tiempos difíciles. En el nombre de Jesús, Amén.*

La correlación con la desintoxicación física

Terminaremos hoy de limpiar el sistema urinario. Repita el esquema de alimentación de ayer, experimentando con los colores de esta sección.

Bendición de cierre

Que Dios limpie su sistema urinario completo y restaure lo que necesite sanidad a medida que Él purifique y repare su fe de cualquier consecuencia ocasionada por las catástrofes mundiales.

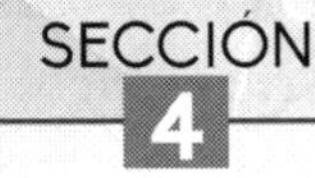

SECCIÓN 4

LAS TOXINAS FINANCIERAS

(Desintoxicación física: sistemas endocrino, nervioso y reproductivo)

El énfasis espiritual: Recibir el estímulo en las frustraciones financieras, las batallas y los reveses desalentadores. Aprender a caminar en la prosperidad de Dios en todas las áreas de la vida.

Los sentimientos asociados con estas toxinas: frustración, celos, ira, rechazo, estrés, confusión, culpa, duda, miedo, actitud defensiva, apatía, fracaso, vergüenza, desesperación, vergüenza, humillación, decepción, insatisfacción, codicia, lujuria, desaliento, cansancio.

Los sistemas corporales que se desintoxican:

Días 7 y 8: endocrino (hipotálamo, páncreas, glándula pituitaria, tiroides, glándulas suprarrenales, glándula pineal)

Días 9 y 10: nervioso (cerebro, médula espinal, nervios)

Días 11 y 12: reproductivo (ovarios, testículos, hormonas)

Colores de la sección

Además de las hortalizas y frutas de color verde especificadas, los colores de apoyo de esta sección son el color *blanco* y *café*. Estas frutas y hortalizas específicas reciben el color de los pigmentos llamados antoxantinas, que contienen cantidades variables de fitonutrientes. Los fitonutrientes de esta sección, como la alicina, el sulforafano y la quercetina, ayudan a promover niveles sanos de colesterol (que es un ingrediente principal de nuestras hormonas más importantes). Los compuestos en los colores blanco y café de esta sección refuerzan muchas partes del cuerpo, incluyendo el sistema endocrino, el cerebro y las hormonas.

Como comentario adicional sobre los fitonutrientes, *fito* hace referencia a la palabra griega para *planta*. A diferencia de las vitaminas y los minerales que contienen los alimentos vegetales, los fitonutrientes no son necesariamente obligatorios para mantenerle vivo, pero cuando los come o bebe, mantienen su cuerpo funcionando de manera óptima y le ayudan a combatir las enfermedades. Hay más de veinticinco mil fitonutrientes que se encuentran en nuestros alimentos vegetales. Los fitonutrientes realmente recorren todo el camino del nivel celular hasta el núcleo de la célula muy profundo en la genética, cambiando la expresión misma de sus genes. Ésta es una muy buena noticia si uno de sus genes empieza a manifestar la enfermedad.

Lista de compras de la sección

Compre una o dos de cada una de las siguientes frutas y hortalizas, dependiendo de su nivel de apetito. Si la fruta u hortaliza es pequeña, adquiera suficiente para tener al menos dos tazas. En el caso de las hortalizas de hoja, una cabeza, un racimo o una bolsa de cada variedad mencionada serán suficientes. También puede duplicar una hortaliza o fruta si no le gusta la otra, pero ¡esté dispuesto a probar cosas nuevas! Será capaz de medir mejor su apetito y ajustar sus compras para adaptarse, sección tras sección.

Blancos/cafés	coliflor, champiñones, cebollas, chirivías, papas, maíz blanco, alcachofas de Jerusalén, banano, pera marrón, manzana, melocotón blanco
Verdes	brócoli, espinacas, espárragos, col rizada, tallos de nabo, lechuga romana, aguacate, kiwi
Adiciones permitidas	quinua, arroz integral; frijoles blancos, judías blancas, semillas de lino, huevos rojos, miel de maple orgánica pura de grado B, chocolate oscuro, granos de café roseados en pequeñas cantidades en batidos; aceites: oliva, coco y/o linaza; caldo de pollo; es posible que quiera intercambiar una o dos veces por semana su refrigerio vegetariano con un batido (véanse las recetas)
Opciones de hierbas/especias	vainilla, nuez moscada, canela, ajo, ginseng, cúrcuma, romero, perejil
Té	diente de león, cardo mariano (véanse las recetas); opciones: equinácea, manzanilla, pasionaria; añada una bolsa adicional de cualquier té descafeinado de frutas o bayas para dar sabor
Carne opcional	se recomiendan sólo hortalizas, pero se permite servir en la cena un máximo de tres onzas de aves de corral o pescado orgánicos (del tamaño de una baraja de cartas)
Frutos secos	pistachos, pacanas, avellanas
Agua	Beba diariamente en onzas la mitad de su peso corporal medido en libras
Bases para los batidos	elección de leches: orgánica con contenido de grasas reducido al 2%, de almendras y de coco sin azúcar; elección de aguas: de coco o de aloe.
Descanso	nueve horas cada noche

DÍA 7

Toxina espiritual: La falta de promoción

Soy una de esas chicas que hacen todas las compras en línea. Investigo, comparo, leo las críticas y luego tomo mi decisión de compra definitiva. Nunca olvidaré el día, siendo una compradora nueva en línea, cuando noté hace años ese campo de letra menuda al momento de pagar que estaba precedido por la frase *ingrese el código promocional.* Busqué rápidamente en Google para ver de qué se trataba y descubrí un nuevo mundo de recortes de precios y descuentos. Además, con poco esfuerzo. Usted sólo debe buscar en Google el nombre de la tienda en línea, y encontrará los códigos promocionales, si existen. Es tan fácil como copiar, pegar y guardar. Para alguien como yo, eso equivale a grandes ahorros anuales. Los vendedores lo hacen, porque saben que pueden llegarles a clientes como yo y estimular las ventas a través de estos tipos de promociones.

¿No sería maravilloso si la promoción en la vida funcionara de la misma manera? ¿Ingresar solamente un código y le llega la promoción? Bueno, ¿qué diría usted si le dijera que así es como funciona?

Veamos primero lo que significa la palabra *promoción.* El término *promo* es una abreviatura de promoción que comenzó a ser utilizada en los años sesentas. Pero la palabra *promoción* en sí es una combinación de las palabras usadas a finales de la edad media: La palabra *promotio* en latín significa "avanzado"; *promover* viene de *pro* que significa "hacia adelante, progresivo" y *mover*, que significa "pasar a ocupar un lugar o espacio".

Así que vemos que la palabra *promoción* significa realmente "avanzar". Algo así como la forma en que un código promocional le pide que avance con una compra en línea. Excepto que el movimiento hacia adelante en la vida real, afecta lo que está en juego: su trabajo, sus relaciones, su salud, etc.

Entonces, ¿alguna vez ha sentido como si su vida fuera más como una anti-moción en lugar de una pro-moción? ¿Hay algo que usted pueda hacer para lograr una pro-moción más sustancial? Veamos lo que la Palabra de Dios dice al respecto:

1. **Para que no se sienta tentado a pensar que la promoción viene de un jefe, sepa que la promoción en realidad viene sólo de Dios:** "Porque ni de oriente ni de occidente, ni del desierto viene el enaltecimiento. Mas Dios es el juez; a éste humilla, y a aquél enaltece" (Salmos 75:6-7 RVR1960).
2. **La promoción viene con el favor de Dios**: "Que el favor del Señor nuestro Dios esté sobre nosotros. Confirma en nosotros la obra de nuestras manos; sí, confirma la obra de nuestras manos". (Salmos 90:17).
3. **Debemos trabajar para Dios y no sólo para la promoción de parte del hombre**: "Hagan lo que hagan, trabajen de buena gana, como para el Señor y no como para nadie en este mundo, conscientes de que el Señor los recompensará con la herencia. Ustedes sirven a Cristo el Señor" (Colosenses 3:23-24).
4. **La promoción viene después de humillarnos:** "Humíllense delante del Señor, y él los exaltará" (Santiago 4:10).
5. **La promoción llega en el tiempo de Dios**: "Pero yo, oh Señor, en Ti confío; Digo: "Tú eres mi Dios." En Tu mano están mis años" (Salmos 31:14-15 NBLH).
6. **La sabiduría le promoverá**: "Los sabios son dignos de honra, pero los necios sólo merecen deshonra" (Proverbios 3:35).

7. **La falta de obediencia puede impedir la promoción en su vida:** "Así que cuando Ahías oyó el sonido de sus pasos, se dirigió a la puerta y dijo: «Esposa de Jeroboán, ¿por qué te haces pasar por otra? Entra, que tengo malas noticias para ti. Regresa a donde está Jeroboán y adviértele que así dice el Señor, Dios de Israel: "Yo te levanté de entre mi pueblo Israel y te hice su gobernante. Le quité el reino a la familia de David para dártelo a ti. Tú, sin embargo, no has sido como mi siervo David, que cumplió mis mandamientos y me siguió con todo el corazón, haciendo solamente lo que me agrada" (1 Reyes 14:6-8).
8. **Las cosas buenas vienen con verdadera promoción:** "Entonces el rey engrandeció a Daniel y le dio muchos regalos espléndidos, y le hizo gobernador sobre toda la provincia de Babilonia y jefe supremo sobre todos los sabios de Babilonia" (Daniel 2:48 NBLH).
9. **La promoción de las personas buenas significa que todos se benefician:** "Cuando triunfan los justos, se hace gran fiesta; cuando triunfan los malvados, la gente se esconde" (Proverbios 28:12 DHH).
10. **Dios es promovido, cuando los piadosos son promovidos**: "Entonces exclamó Nabucodonosor: «¡Alabado sea el Dios de estos jóvenes, que envió a su ángel y los salvó! Ellos confiaron en él y, desafiando la orden real, optaron por la muerte antes que honrar o adorar a otro dios que no fuera el suyo. Por tanto, yo decreto que se descuartice a cualquiera que hable en contra del Dios de Sadrac, Mesac y Abednego, y que su casa sea reducida a cenizas, sin importar la nación a que pertenezca o la lengua que hable. ¡No hay otro dios que pueda salvar de esta manera!» Después de eso el rey

> promovió a Sadrac, Mesac y Abednego a un alto puesto en la provincia de Babilonia" (Daniel 3:28-30).

Así que tenemos que recibir y comprender estas diez verdades, para recibir y comprender plenamente la promoción. Supongo que usted podría decir que si hubiera un código promocional para la *promoción*, sería el siguiente:

PROMO 10

Lo dejo con la siguiente bendición de Salmos 20:4: "Que te conceda lo que tu corazón desea; que haga que se cumplan todos tus planes".

Las toxinas emocionales correspondientes

Las personas que sienten que la promoción les elude constantemente experimentan con frecuencia frustración, celos, ira, rechazo, estrés y confusión. Oremos ahora para que Dios renueve su mente y espíritu de estas posibles influencias y le ayude a establecer nuevos estándares que beneficien su fe:

> *Dios Padre, reconozco que la promoción viene en tu tiempo y con tu favor, y sé que eso sólo sucede cuando camino con humildad y sabiduría. Sé que si no soy obediente, corro el peligro de pasar por alto la promoción. Pero también sé que cuando me promuevan, será por el bien de todos y Tú también serás exaltado. Dios, te entrego mi futuro. Ayúdame a esperar en Ti y a resistir la frustración, los celos, la ira, el rechazo, el estrés y la confusión. ¡Tú no te olvidarás de mí! Trabajaré como para Ti y espero atraer para bien*

la atención de los que me rodeen, glorificando tu nombre. En el nombre de Jesús, Amén.

La correlación con la desintoxicación física

Limpiaremos hoy y mañana el sistema endocrino.

Desayuno	Refuerzo energético endocrino
Jugo de media mañana	Ponche Uno-dos de Laura
Almuerzo	Ensalada Sixcess
Merienda	Tome libremente la merienda de sus frutas y hortalizas blancas/cafés y verdes
Cena	Elija una fruta u hortaliza blanca/café (véanse las recetas para tener ideas de la preparación); acompañe con arroz integral o quinua mezclado con las especias y frutos secos de la sección o fríjoles
Copa para cerrar la noche	Té de desintoxicación

Bendición de cierre

Que Dios regule su sistema endocrino y sus respuestas al estrés financiero a medida que espere su temporada de promoción.

DÍA 8

Toxina espiritual: El impuesto "pecadorrenta"

Ya sabe que es posible pecar con su cuerpo. Sabe que es posible pecar con sus palabras, pensamientos y sentimientos. ¿Pero sabía que es posible pecar con sus finanzas? Oh sí. Pecado + Renta = Pecadorrenta.

Mire, no es ningún secreto que lo que menos se necesita para ser salvos es la billetera de una persona. Sin embargo, una parte de buscar primero el Reino consiste en darle a Dios de las primicias. Esto dice: "Soy tuyo, Dios". Esto dice a voz en grito: "Todo lo que tengo es tuyo". Esto le demuestra al enemigo que usted confía en su Padre. Pero, ¿cómo le da usted a Dios? Usted no puede poner su dinero en un sobre y enviarlo al cielo, ¿cierto? Entonces, ¿cómo puede usted dar a Dios? Echemos un vistazo a lo que Él mismo dice:

> "¿Robará el hombre a Dios? Pues vosotros me habéis robado. Y dijisteis: ¿En qué te hemos robado? En vuestros diezmos y ofrendas. Malditos sois con maldición, porque vosotros, la nación toda, me habéis robado. Traed todos los diezmos al alfolí y haya alimento en mi casa; y probadme ahora en esto, dice Jehová de los ejércitos, si no os abriré las ventanas de los cielos, y derramaré sobre vosotros bendición hasta que sobreabunde".
>
> Malaquías 3:8-10 RVR1960

De modo que esto dice claramente que si usted no diezma, le roba a Dios y está bajo maldición. Pero ¿qué es el "diezmo"? Es la palabra hebrea *maàser* que significa "un décimo; una décima parte; diezmo, el pago de una décima parte". De hecho, la versión DHH dice realmente: "Y yo pregunto: ¿Acaso un hombre puede defraudar a Dios? ¡Pues ustedes me han defraudado! Y todavía preguntan: "¿En qué te hemos defraudado?" ¡En los *diezmos* y en las ofrendas me han defraudado!" (énfasis añadido). ¡Ya ve! Pecadorrenta.

Ahora que hemos establecido lo que significa el diezmo, veamos lo que significa el *alfolí*, porque es allí a donde se supone que se debe llevar el diezmo, y usted necesita tener muy claro dónde queda. Se trata de la palabra hebrea *'owstar* que significa, entre otras cosas, "tesorería". Y el "alfolí", por supuesto. Pero Dios también dice en el mismo versículo (versículo 10): "mi casa". Esta es la palabra hebrea *bayith* que significa "lugar, hogar, familia, descendientes como un cuerpo organizado, asuntos domésticos y receptáculo". Y, ¿qué significa *receptáculo*? "Recipiente, cavidad, depósito, caja, bote, tarro, lata, vasija, funda, estuche". Me suena como un plato para la ofrenda. Y el "lugar, hogar, familia y cuerpo organizado" es la iglesia. Su iglesia local. Tenga en cuenta que también significa "asuntos domésticos". Esto describe perfectamente las responsabilidades financieras de dirigir una iglesia local. Se necesita dinero para dirigir un negocio o un hogar, y se necesita dinero para dirigir una iglesia.

Así que ahora ya sabes el "qué" del diezmo (la provisión para la obra de Dios), el "dónde" del diezmo (en la tesorería del alfolí, la casa de Dios, sus iglesias locales), el "por qué" del diezmo (darle a Dios, no robarle y recibir provisión), y el "cómo" del diezmo (dar el diez por ciento de sus ingresos). Esto significa una décima parte de sus ingresos en cada uno de los períodos de pago, aunque supongo que podría llevarlo en sumas globales en otras ocasiones. Sin embargo, eso no es útil para ayudar en las operaciones financieras normales que tiene cada iglesia local. Mantener las luces encendidas, pagar por las instalaciones, pagarle al personal que sirve en el ministerio en la iglesia durante toda la semana (o en tiempos asignados) y, por supuesto, servir a la comunidad y al mundo a través de las misiones. Por lo tanto, es mejor apartar la décima parte de sus ingresos en cada período de pago. Depende de usted y Dios, si diezma de los ingresos brutos o los netos.

El "diezmo" se menciona entre treinta y cuarenta veces en las Escrituras, y se le llama "consagrado al Señor". Dos de esos pasajes son: "El diezmo de todo producto del campo, ya sea grano de los sembrados o fruto de los árboles, pertenece al Señor, pues le está consagrado" (Levítico 27:30), y "Cada año, sin falta, apartarás la décima parte de todo lo que produzcan tus campos" (Deuteronomio 14:22).

Y permítame tomar un momento y abordar un pasaje polémico que muchos cristianos citan para zafarse del diezmo. Se trata de 2 Corintios 9:7 "Cada uno debe dar según lo que haya decidido en su corazón, no de mala gana ni por obligación, porque Dios ama al que da con alegría".

Muchos creyentes lo citan para decir que ya no se requiere el diezmo, la décima parte, sino que cada uno debe dar según lo que decida y nunca por "obligación" (coacción ni presión). ¡Pero eso es absolutamente lejano de lo que significa este versículo! ¡Tiene que ver con Pablo, que recoge una ofrenda, para otro grupo de cristianos, en otra iglesia que necesita ayuda! Es básicamente una ofrenda de amor o una ofrenda misionera. Observe nuevamente 2 Corintios 9, esta vez leyendo los seis versículos que preceden al versículo 7 (en esta ocasión en la versión NTV):

> En realidad, no necesito escribirles acerca del ministerio de ofrendar para los creyentes de Jerusalén. Pues sé lo deseosos que están de ayudar, y me estuve jactando en las iglesias de Macedonia de que ustedes, los de Grecia, hace un año estuvieron dispuestos a enviar una ofrenda. De hecho, fue su entusiasmo lo que fomentó que muchos de los creyentes macedonios comenzaran a dar. Les envío a estos hermanos para estar seguro de que ustedes realmente están listos —como les he estado diciendo a ellos— y que ya tienen todo el dinero reunido. No quiero estar equivocado al jactarme de ustedes. Sería vergonzoso para nosotros —ni hablar de la vergüenza que significaría para ustedes— si algunos creyentes macedonios llegaran conmigo y encontraran que ustedes no están preparados ¡después de todo lo que les hablé de ustedes! Así que pensé que debería enviarles a estos hermanos primero, a fin de estar seguro de que tienen lista la ofrenda que

> prometieron; pero quiero que sea una ofrenda voluntaria, no una ofrenda dada de mala gana. Recuerden lo siguiente: un agricultor que siembra solo unas cuantas semillas obtendrá una cosecha pequeña. Pero el que siembra abundantemente obtendrá una cosecha abundante. Cada uno debe decidir en su corazón cuánto dar; y no den de mala gana ni bajo presión, «porque Dios ama a la persona que da con alegría».

Así que aquí tenemos a Pablo en Macedonia que le escribe a la iglesia en Corinto acerca de ayudar a los creyentes en Jerusalén. ¡Es una colecta misionera o una ofrenda de amor! El versículo 2 incluso usa la palabra *ofrenda*, por lo que obviamente no se refiere a sus diezmos. Pablo dice que con nuestras ofrendas podemos dar alegremente lo que decidimos en nuestro corazón y sin ninguna obligación. Sólo recuerde de nuestro estudio anterior de Malaquías 3 que los diezmos y las ofrendas son cosas diferentes en la definición de Dios. De modo que los diezmos se definen estrictamente como la décima parte que usted lleva a la casa de Dios (su iglesia) para los asuntos domésticos, y las ofrendas son cualquier cantidad que usted quiera dar alegremente además de eso a quien quiera y donde quiera, como haya decidido en su corazón.

Y para que no parezca que promuevo el diezmo porque soy una pastora que quiere llenar la billetera con el dinero ganado con el sudor de la frente de mis feligreses, permítame recordarle que Chris y yo recibimos cada uno sólo una pequeña remuneración por nuestro trabajo en Eastgate. De hecho, ha habido momentos en que hemos renunciado completamente a nuestro cheque de pago, cuando la iglesia lo necesitaba. Chris y yo, no nos forramos los bolsillos. De hecho, nos encanta ver los bolsillos de nuestros feligreses forrados y bendecidos por Dios—de la forma bíblica—siendo patrocinadores del Reino. Fue Martín Lutero quien dijo: "la persona tiene que atravesar por tres conversiones: la conversión del corazón, la conversión de la mente y la conversión del bolsillo". Estoy feliz de decir que vemos las tres en la iglesia Eastgate Creative Christian Fellowship.

Creo personalmente que el diezmo debe aplicarse a todo tipo de ingreso que llega a su hogar. Esto implica desde los bonos, los pagos de regalías, las ventas de garaje y los puestos de limonada. Tal vez le parezca extremo, pero Chris y yo hemos visto una y otra vez que Dios lo bendice. El diezmo bendice la billetera de la familia y tiene la capacidad de sanar la que está sobrecargada, quitando la maldición de encima. Recuerde la promesa al final de Malaquías: "probadme ahora en esto, dice Jehová de los ejércitos, si no os abriré las ventanas de los cielos, y derramaré sobre vosotros bendición hasta que sobreabunde".

Las toxinas emocionales correspondientes

Los cristianos que no diezman experimentan frecuentemente emociones de culpa, duda, miedo, apatía y actitud defensiva. Oremos ahora para que Dios renueve su mente y espíritu de estas posibles influencias y le ayude a fijar nuevos estándares que beneficiarán su fe:

> *Señor, te entrego mis finanzas; el cien por ciento proviene de Tí y es tuyo. Te pido que aumentes mi fe para diezmar con regularidad (o para seguir diezmando), y te pido que sonrías con mi dar y lo bendigas. Confío en ti. No puedo superar lo que Tú das. Perdóname por cualquier momento que haya tenido duda, miedo, apatía o actitud defensiva con respecto al diezmo y quita mi culpa. En el nombre de Jesús, Amén.*

La correlación con la desintoxicación física

Terminaremos hoy de limpiar su sistema endocrino. Repita el esquema de alimentación de ayer, experimentando con los colores de esta sección.

Bendición de cierre

Que Dios satisfaga diariamente las necesidades de su hipotálamo, páncreas, glándulas pituitarias, tiroides, glándulas suprarrenales, glándula pineal y hormonas, y que aumente su fe para satisfacer las necesidades de la Iglesia con sus diezmos y ofrendas.

DÍA 9

Toxina espiritual: No lograr salir adelante

¡Vaya, vaya! ¡Qué elenco estelar tan sombrío hasta el momento con estos temas sobre las finanzas de esta sección! Hemos tratado con su trabajo ("La falta de promoción") y su sueldo ("El impuesto 'pecadorrenta'"); y el devocional de hoy se enfoca en un "sentimiento" económico. Una desesperación entre las personas que se sienten incapaces de salir adelante. A veces usted se siente estancado en la vida. Hay muchas listas populares por ahí que te dicen cómo salir adelante en la vida. Hay muchas listas cristianas por ahí acerca de cómo ser bendecidos y permanecer bendecidos. Quiero ofrecerle una lista de un concepto diferente. Una lista "al revés". Esta lista le va a decir qué *no* hacer si desea permanecer estancado y nunca vivir a la altura de su potencial financiero. ¿Está listo?

1. No diezme.

(Por favor remítase a "El impuesto 'pecadorenta'"). Algunos dicen que el diezmo tiene que ver con la Antigua Alianza (Antiguo Testamento) y que nosotros, como cristianos, no estamos bajo el mismo. Sin embargo, viven su vida según los Diez Mandamientos y otras verdades y promesas del Antiguo Testamento, de modo que es un doble estándar. No se puede poner en entredicho que debemos vivir nuestra vida según los Diez Mandamientos, y no se puede poner en entredicho que debemos diezmar. Además, el diezmo también está presente en el Nuevo Testamento. De las treinta a cuarenta veces que el diezmo se menciona en toda la Escritura, tres o cuatro de ellas se encuentran en el Nuevo Testamento. (Me parece interesante que una "décima parte" de todos los versículos sobre el diezmo se encuentran en el Nuevo Testamento). Malaquías 3 afirma claramente que si no diezmamos, robamos a Dios y estamos bajo maldición. Así que mi sugerencia número uno para usted si no quiere salir adelante en sus finanzas, relaciones, carrera, ministerio ni ser bendecido en absoluto, y realmente quiere quedarse estancado donde está y vivir bajo una maldición, es nunca diezmar .

2. No ofrende.

Una vez más, "ofrendar" es diferente a "diezmar". El diezmo es lo mínimo (la décima parte de sus ingresos), y una ofrenda es cualquier cosa por encima de eso, cuando las iglesias recolectan "los diezmos y las ofrendas". Dios menciona en el pasaje de Malaquías que estudiamos que usted le roba al no dar los diezmos *y* las ofrendas, de modo que éstas sin duda también pueden ser llevadas a la iglesia, aunque más adelante en el versículo sólo dice: "Traed todos los diezmos al alfolí". De modo que también puede dar sus ofrendas a otros. Abrigos para los pobres, donaciones para las obras benéficas, etc. Esas cosas son ofrendas maravillosas, pero su diezmo nunca debe usarse para ello. "Los diezmos *y* las ofrendas" indica claramente que son cosas distintas.

3. Sea malagradecido.

Hablé con dos de mis hijos adultos acerca de esta lista "al revés" y les pedí que contribuyeran. Mi hijo de veinte años, Jude dijo rápidamente: "Sea malagradecido". Les enseñé siempre a mis hijos que la ingratitud es un pecado, y veo que da resultado. Usted no quiere incurrir en la lista de Pablo de 2 Timoteo 3:1-2 (NTV): "En los últimos días, habrá tiempos muy difíciles. Pues la gente solo tendrá amor por sí misma y por su dinero. Serán fanfarrones y orgullosos, se burlarán de Dios, serán desobedientes a sus padres y *malagradecidos*" (énfasis añadido).

4. Sea indisciplinado.

Ser indisciplinado y perezoso le llevará a donde usted quiere ir, *si* el lugar donde usted quiere ir implica la pobreza y la carencia. La Biblia en realidad califica a una persona así como: "perezosa". Proverbios 20:4 dice: "El perezoso no labra la tierra en otoño; en tiempo de cosecha buscará y no hallará". Y Proverbios 26:15 dice: "El perezoso mete la mano en el plato, pero le pesa llevarse el bocado a la boca". Sea un perezoso indisciplinado, si no quiere salir adelante en la vida.

5. Quéjese mucho.

Ésta es una contribución de mi hija de veintitrés años, Jeorgi, quien curiosamente *no* es una quejumbrosa. ¿Alguna vez ha conocido a alguien así? *Quejarse* significa "refunfuñar, renegar o rezongar", y como pastores vemos lo que nos corresponde de las personas que aún no hacen la conexión entre su quejadumbre y su falta de progreso. No olvide las palabras de Pablo en 1 Corintios 10:10 acerca de lo que Dios pensó de los murmuradores israelitas: "Ni murmuren contra Dios, como lo hicieron algunos y sucumbieron a manos del ángel destructor". Así que amigo, si quiere que su trabajo duro sea destruido constantemente, quéjese.

6. Sea desorganizado.

Ya mencionamos a los holgazanes perezosos, que suelen ser muy desorganizados, pero incluso las personas más brillantes y trabajadoras pueden ser desorganizadas, por lo que éste no es un problema que se limita a la personalidad. Usted podrá fijar un presupuesto, adecuarse a lo que gasta y dónde, y no olvidemos la posibilidad de ordenar su agenda para que después de trabajar mucho, usted tenga el tiempo para divertirse y descansar mucho, por medio de la organización. Jesús es nuestro mayor ejemplo de organizador: "Cristo existe antes que todas las cosas, y por él se mantiene todo en orden" Colosenses 1:17 (DHH). Si quiere quedarse "estancado" donde está, sea desorganizado.

7. Piense que es producto de su propio esfuerzo.

Sea orgulloso y haga alarde. Éste es otro del señor Jude y tal vez usted conozca gente así. No le reconocen el mérito a Dios, por el avance en sus carreras, ministerios, familias o finanzas. Son los chicos buenos (o chicas) que le dicen que el trabajo duro es lo único que le llevará a cualquier lado, y dejan totalmente de lado la fe y a Dios. Dígale a Él que usted logró todos sus éxitos por su cuenta, si quiere que lleguen a un fin inmediato.

8. No tome riesgos que impliquen tener fe.

El progreso implica riesgo. No irresponsabilidad, sino riesgo. Se trata de arriesgarse y exponerse a perder (no hay que confundirse con apostar). Cosas grandes pueden suceder, cuando usted tiene una palabra de Dios acerca de seguirle a un territorio desconocido, emocional, geográfico o de ocupación, y el sabio consejo y el tiempo oportuno de Dios la respalda. ". . . Pablo y Bernabé, quienes han arriesgado su vida por el nombre de nuestro Señor Jesucristo" (Hechos 15:25-26). Si usted nunca quiere avanzar a un nuevo nivel en su vida, no tome riesgos que impliquen tener fe.

9. Confórmese con menos.

Otro aporte de la señorita Jeorgi, y uno bueno. ¿Cuáles son sus expectativas de Dios? ¿Deseas algo mejor de lo que tienes ahora mismo? No porque usted esté insatisfecho o sea codicioso, sino porque usted es Su hijo y merece lo mejor de Él. ¿Cuándo fue la última vez que le pidió a Dios algo que sólo Él podía lograr por usted? "Pero no obtienen lo que desean, porque no piden" (Santiago 4:2 RVC). Si usted nunca quiere salir adelante en la vida, confórmese con menos.

10. Sea impaciente.

Así que si sólo hace los pasos 1-9 (o *no* los hace, en realidad) y aplicar todos esos ingredientes a su vida y dar, el último ingrediente es sólo ser paciente y dejarlo todo "hornear". Las galletas que se sacan demasiado pronto del horno quedan pegajosas, y los planes no salen nada bien cuando no hay paciencia. Sea impaciente, si no quiere tener éxito en la vida. ¡O puede recordar el Salmo 27:14 (RVC) y prosperar! "¡Espera en el Señor! ¡Infunde a tu corazón ánimo y aliento! ¡Sí, espera en el Señor!". He encontrado que el "estancamiento" es un sentimiento falso. "Puesto que en él vivimos, nos *movemos* y existimos" (Hechos 17:28 énfasis añadido). ¡Así que póngase en movimiento!

Las toxinas emocionales correspondientes

Las personas que se sienten "estancadas" o perciben una falta de impulso hacia su futuro luchan frecuentemente con sentimientos de fracaso, vergüenza, celos, desesperación e ira. Oremos ahora para que Dios renueve su mente y espíritu de estas posibles influencias y le ayude a fijar nuevos estándares que beneficiarán su fe:

> *Señor, no quiero estar "estancado". ¡Quiero ir a algún lugar nuevo! Recibo lo que Tú tienes para mí. ¡Todo! Sáname de los sentimientos de fracaso, vergüenza, celos, desesperación e ira con los que a veces lucho. ¡Tú eres mi Proveedor! ¡Estableciste planes específicos para usarme y*

hacerme prosperar! Confío que me llevarás a algún lugar, Dios. ¡Aquí vamos! En el nombre de Jesús, Amén.

La correlación con la desintoxicación física

Limpiaremos hoy y mañana el sistema nervioso.

Desayuno	Batido de banana con chips de chocolate para estimular el cerebro
Jugo de media mañana	Jugo Cuatro iguales
Almuerzo	Sofrito Toma cinco
Merienda	Tome libremente la merienda de sus frutas y hortalizas blancas/cafés y verdes
Cena	Elija una fruta u hortaliza verde y una blanca/café (véanse las recetas para tener ideas de la preparación); acompañe con arroz integral o quinua mezclado con las especias y frutos secos de la sección o fríjoles
Copa para cerrar la noche	Té de desintoxicación

Bendición de cierre

Que Dios cure cualquier enfermedad o anomalía en su cerebro a medida que Él refuerza o reacondiciona simultáneamente su pensamiento sobre el diezmo, las ofrendas, ser disciplinado, dejar de quejarse, ser organizado, mantenerse humilde, tomar riesgos de fe, nunca conformarse con menos y finalmente, con ser paciente para que se manifiesten las bendiciones de Dios.

DÍA 10

Toxina espiritual: Falta de hogar o falta de casa

Jesús dijo: "Voy a prepararles un lugar" (Juan 14:2).

Primero, una pregunta: ¿Tiene su propia casa?

Bueno, Estados Unidos tenía 86.985.872 propietarios de viviendas, en el 2012, una cifra que representa aproximadamente el sesenta y cinco por ciento del mercado inmobiliario del país. Según la Oficina del Censo de los Estados Unidos, el *propietario de vivienda* se define como "el dueño que ocupa una casa" y no necesariamente la vivienda de la cual se es dueño sin una hipoteca o deuda,. Esta cifra se redujo después de la Segunda Guerra Mundial, pero ha permanecido constante desde los años sesentas.

Evidentemente, el ochenta y uno por ciento de las parejas casadas son dueñas de sus propias viviendas, mientras que ese número cae entre el cuarenta y siete y el cincuenta y ocho por ciento en los solteros. La edad también influye: el ochenta y uno por ciento de todos los propietarios de vivienda son mayores de sesenta y cinco años, pero ese número cae al treinta y siete por ciento en menores de treinta y cinco años. La ubicación geográfica también influye, porque las posibilidades son mayores de que usted sea dueño de su propia casa si vive en las zonas orientales o centrales de Estados Unidos, en lugar de vivir en el occidente. Por ejemplo, el setenta y cinco por ciento de los habitantes de Virginia Occidental y de Michigan poseen sus propias viviendas frente a sólo el cincuenta y cinco por ciento de los californianos.

Si bien esas son cifras altas para la economía estadounidense, más de treinta países tienen datos estadísticos de propiedad de vivienda más altos que los Estados Unidos. Rumania está en la parte superior con un noventa y siete por ciento, Lituania el noventa y dos por ciento, Singapur y Hungría el noventa y uno por ciento, China y Eslovaquia noventa por ciento, India el ochenta y siete por ciento, México e Italia el ochenta por ciento y Canadá el sesenta y nueve por ciento. Corea del Sur, Alemania y Suiza tienen algunas de las tasas más bajas de propiedad de viviendas del mundo con el cincuenta y cuatro, cincuenta y tres, y cuarenta y cuatro por ciento, respectivamente. ¿Dónde se encuentra usted dentro de estos datos estadísticos?[1]

Lo pregunto porque hay una opinión predominante en el mundo de que usted no es exitoso si no posee su propia vivienda. Una vez más, no estoy hablando de poseer el título de propiedad, sino al menos de tener una hipoteca. De alguna manera, esto es sinónimo de riqueza, a pesar de que la riqueza tiene un alto precio. Los estadounidenses tienen fama de contraer cantidades irresponsables de deuda; pero, por supuesto, nadie tiene que saberlo y *no lo sabrá* mientras la jardinería por fuera de dicha casa y el automóvil nuevo y brillante en la entrada de dicha casa sean igual de perfectos. Las economías internacionales se recuperarían de la noche a la mañana si el mundo simplemente obedeciera el Décimo Mandamiento: "No codicies la casa de tu prójimo: No codicies su esposa, ni su esclavo, ni su esclava, ni su buey, ni su burro, ni nada que le pertenezca" (Éxodo 20:17).

Pero incluso con esa verdad en mente y con todos los datos estadísticos internacionales expuestos a la vista, quiero animarle hoy si usted es alguien que quiere comprar su casa propia y nunca parece ser capaz de hacerlo, o tal vez usted tiene una hipoteca y desea pagarla. De cualquier manera, por favor sepa que el deseo de tener su propio lugar viene de arriba y es inspirado por Dios. Incluso la nación de Israel clamó a Dios, porque deseaban un lugar de residencia propio, y lo obtuvieron.

Entonces, si tener un hogar para llamarlo propio es un deseo dado por Dios, ¿por qué parece a veces difícil de lograrlo? En pocas palabras, creo que el enemigo desea que los hijos de Dios no tengan hogar. Después de todo, el enemigo y sus espíritus también están sin hogar, y siempre buscan algún lugar o alguien para ocupar. Sienten envidia de tener una residencia pacífica, por lo que hacen todo lo posible para evitar que todos los demás la tengan, sobre todo los creyentes. Esto incluye influenciarle con tentaciones de malgastar su dinero y volverse pobre y financieramente inestable con mal crédito para que no pueda permitirse tener su propia casa. Así que sea inteligente y esté motivado, porque Dios está de su lado para que tenga su propio lugar que llame casa y lo único que necesita hacer es obedecerle y honrarle con sus ingresos, ahorros, gastos y diezmos.

Conocí adultos que tuvieron que volver a casa para vivir con sus padres, o con hermanos o amigos, durante alguna temporada. ¡Con varios niños a rastras! Yo misma tuve que regresar una vez con mi madre y mi padrastro, mientras esperábamos el saldo de cierre de nuestra primera casa. ¡Lo que se suponía que iba a ser unos días se convirtió en alrededor de seis semanas, y tuve a mi marido y nuestro primer bebé! Mi mamá logró que el camión de distribución de su empresa guardara todas nuestras pertenencias de nuestro pequeño apartamento, el cual permaneció en el estacionamiento de la empresa, durante semanas, a la espera de la fecha de cierre. No fue fácil, pero estuve muy, muy agradecida con mamá y David por ayudarnos a encontrar las soluciones. Dios le bendiga si alguna vez ha recibido a alguien en su hogar por una temporada. ¡Es un sacrificio de amor!

Pero si usted forma parte del treinta y cinco por ciento de los estadounidenses (o el tres por ciento de los rumanos, etc.) que actualmente no tiene su propia casa, debido a algunas circunstancias especiales, voluntarias o involuntarias, ¡cobre ánimo! Si es un deseo suyo tener su propio "hogar dulce hogar", siga confiando en Dios y administrando sus finanzas. Llegará el día en que será usted quien abra las puertas a otros en necesidad.

Nos quedamos en esa primera casita por casi cinco años y ahora llevamos más de veinticinco años viviendo en nuestra casa actual. Es conocida como "Campamentosmith", y, ¡oh, si sus muros coloridos pudieran hablar contarían la historia! Se criaron aquí seis hijos (cuatro nacieron aquí), ocho nietos han pasado por el umbral, y no olvidemos todas las bulliciosas fiestas de cumpleaños, aniversarios y feriados, las innumerables despedidas de solteras y baby showers, las incontables reuniones de la iglesia, sesiones de consejería y reuniones de oración, el sinfín de canciones compuestas y grabadas, al menos una docena de libros y casi un centenar de guiones escritos, un número infinito de videos editados, incalculables proyectos de madera artesanales y remodelaciones de habitaciones, y, por supuesto, más de veinte años gratificantes de educación en casa. Sin duda el Creador habita aquí con toda esa creatividad que brota en la carpintería.

Pero casi perdemos tres veces esta preciosa casa en un lapso de siete años, cuando vivíamos por fe y nos capacitábamos para el ministerio. Nosotros (Chris, nuestros seis hijos y yo) trabajamos juntos, durante esos años difíciles, para cumplir con la hipoteca mensual y mantener las luces encendidas. Es duro cuando los padres necesitan la ayuda de sus hijos, pero nuestra familia siempre ha sido un equipo, por lo que exhibimos el mejor trabajo en equipo, en cualquier lugar, durante esos años. Chris y yo trabajamos duro para hacer alcanzar el dinero, y sin embargo, hubo meses en que los niños tuvieron que contribuir con sus ingresos obtenidos por el cuidado de bebés, por cortar el césped o con el dinero ganado de una agencia de talento local, que les involucró para hacer comerciales, videos musicales y demás.

Chris y yo mantuvimos una hoja de cálculo de lo que le debíamos a cada hijo y les pagamos una vez que nos recuperamos, pero en lo único que podíamos pensar colectivamente en ese momento era en salvar "Campamentosmith" (que es evidentemente una persona, un lugar o una cosa). Estoy muy agradecida con Dios por aquellas personas que sembraron también en nuestra familia, durante esos años, y cuán agradecida estoy todavía aquí sentada en esta casa, escribiendo otro libro.

Que Dios le dé también su propio lugar para acampar, o bendiga el que ya tiene. Entonces usted puede decir lo que decimos acerca de Campamentosmith: "¡Éste es el campamento de Dios!" (Génesis 32:2).

Las toxinas emocionales correspondientes

Las personas que se sienten sin hogar de una manera u otra luchan frecuentemente con sentimientos de vergüenza, celos, desesperación y humillación. Oremos ahora para que Dios renueve su mente y espíritu de estas posibles influencias y le ayude a establecer nuevos estándares que beneficiarán su fe:

> *Señor, quiero ser un buen mayordomo de todo lo que me has dado y seguirás dándome. Quiero usar mi casa para que sea una bendición para todos los que me conocen, así que te pido que permitas que eso suceda. Declaro que no importa dónde more yo, Tú morarás allí conmigo. En el nombre de Jesús, Amén.*

La correlación con la desintoxicación física

Terminaremos hoy de desintoxicar el sistema nervioso. Repita el esquema de alimentación de ayer, experimentando con los colores de esta sección.

Bendición de Cierre

Que Dios sane cualquier problema en su sistema nervioso central, que es el cuartel general del cuerpo para todas sus diversas operaciones, y que Él le establezca en su propia casa, la cual es su propio cuartel general, refugio y santuario personal.

DÍA 11

Toxina espiritual: "La cosasopedia" (El diario del deudor)

No me gusta ir a las tiendas. Me gusta comprar. Para mí, la búsqueda, la caminata y la comparación interminable de los mejores precios es una pérdida de tiempo precioso. Si de mí dependiera, sabría exactamente lo que quiero, la tienda exacta en la que se encuentra, el pasillo exacto donde está, y luego iría en seguida, pagaría y desaparecería de inmediato. Como lo mencioné en la sección de "La falta de promoción", hago la mayor parte de mis compras en línea.

Si usted también es así, sin duda usted y yo somos una minoría. Se sugirió que con frecuencia se logra más placer en querer que en poseer, en un artículo de la sección de negocios, de la revista *The Atlantic*, del 2013, titulado: "Wanting Expensive Things Makes Us So Much Happier Than Buying Them" [Querer cosas costosas nos hace mucho más felices que comprarlas]. Dicho de otro modo, a diferencia de mí, a la mayoría de las personas les gusta ir a las tiendas. De hecho, les encanta tanto la búsqueda del artículo, que la compra es a menudo seguida por una desilusión. Marsha L. Richins de la Universidad de Missouri concluye que "Los materialistas son más propensos a gastar demasiado y a tener problemas crediticios, posiblemente porque creen que las adquisiciones aumentarán su felicidad y cambiarán su vida de manera significativa", en su artículo: "When Wanting Is Better Than Having" [Cuando querer es mejor que tener].

Pero en tres estudios separados, los materialistas reportaron significativamente más felicidad, al pensar de antemano en sus compras, que en poseer realmente las cosas que querían. Richins dice: "Pensar en la adquisición les proporciona una felicidad momentánea a las personas materialistas, y como tienden a pensar demasiado en la adquisición, esos pensamientos tienen el potencial de estimular frecuentemente el estado anímico; sin embargo, las emociones positivas asociadas con la adquisición son de corta duración. Aunque los materialistas todavía experimentan emociones positivas después de hacer una compra, estas emociones son menos intensas que antes de adquirir realmente el producto".[2]

Mire alrededor de su casa en este momento, o lo que lleva puesto. ¿Puede recordar cuándo y dónde compró la camiseta que lleva puesta? ¿Y qué de algunos de los objetos a su izquierda o derecha? ¿Qué tal los zapatos que tiene puestos o que están en el piso? ¿Recuerda la prisa y la alegría de estas compras?

Hago compras de manera muy consciente. Teníamos poco espacio, cuando había ocho personas viviendo en nuestra casa, antes de que alguno de los hijos se mudara, así que no llevamos nada a casa, a menos que supiéramos dónde iría y qué propósito tendría (aunque fuera por placer). Aprendí a comprar de forma intencionada y nunca llevada por un impulso. Sabíamos cómo obligar a los compradores compulsivos a hacer una compra, cuando trabajé como presentadora de televisión en el canal Shop At Home Network [Compre desde casa]. Los compradores compulsivos eran aquellos que podían ser espontáneamente motivados a comprar. Yo no lo llamaría manipulación, no era como si los llamáramos para solicitar las compras con sus tarjetas de crédito sin su autorización, pero definitivamente sabíamos cómo lograr que levantaran su teléfono. Me pregunto a veces dónde están todos esos productos que le vendí a la gente. ¡Eran productos de calidad, así que espero que todavía los estén disfrutando! Pero al fin y al cabo, eran sólo "cosas".

Podemos sumirnos todos en el pozo de las cosas, si no somos cuidadosos. Admítalo: ¡Le gustan sus cosas! Pero comprar cosas sin restricción, puede dejarle con un falso sentido de sí mismo, por no mencionar una grave deuda. Considere las siguientes preguntas:

- *Si usted pagara todas las deudas que debe y no tuviera que hacer desembolsos, ¿cómo subsistiría?*
- *Si disminuyera la mayoría de sus idas a tomar café y a comer afuera, ¿cuánto ahorraría mensualmente? ¿Cómo usaría ese dinero?*
- *¿Qué artículos tiene ahora mismo que puede vender para comenzar a pagar alguna deuda?*
- *¿Tiene algunos artículos repetidos? ¿Tres? ¿Y por qué? Si no hay una buena razón, ¿cuál de esos repetidos puede vender o regalar?*

"No almacenes tesoros aquí en la tierra, donde las polillas se los comen y el óxido los destruye, y donde los ladrones entran y roban" (Mateo 6:19 NTV).

Recuerdo un año fiscal desafiante, en el que realicé cuatro ventas de garaje, en dieciocho meses. Necesitábamos los recursos y mis roperos y armarios necesitaban limpieza, así que no importó la liquidación extrema de las cosas. Hice la cuarta venta, porque necesitábamos desesperadamente un nuevo piso en la cocina. Hice por fe un presupuesto de $337 dólares. Entonces planeé la venta, preguntándome qué sobraba para ofrecer, ya que nos habíamos deshecho de todo lo que teníamos en exceso, en todas las demás ventas. Pero necesitábamos ese piso, así que busqué profundamente en cada cajón y debajo de cada cama.

Lo hicimos bien, pero al final del segundo día todavía me faltaban $36,30 dólares, y estaba decidida a recaudar todo el dinero con mi venta de garaje. Una mujer se acercó en un vehículo, en el último minuto, y vio un juego de platos de adorno para la pared que poseía. Había guardado esos platos costosos, durante veinte años, porque se supone que uno debe conservar los objetos de colección, ¿no? Pero este juego en particular valía más de cien dólares, y dudé que la mujer fuera a pagar tanto en una venta de garaje.

Dudé mientras pensaba en el precio, cuando se me acercó para preguntar sobre el juego. Pero entonces, me di cuenta en ese momento que esos platos eran sólo cosas. ¿Quería esos platos escondidos en un armario o quería un nuevo piso que todos pudieran ver? Cuando la mujer me preguntó cuánto era lo mínimo que podía dejar los platos, dejé escapar de buenas a primeras: "¡$36,30!",. Pensó probablemente que yo había perdido la razón, pero extrajo con gusto el dinero de su bolso y se llevó sus platos. Obtuvo una ganga y yo conseguí mi piso. ¡Qué sensación! Tal vez usted deba considerar sus metas o necesidades y realizar su propia "liquidación extrema de las cosas".

Otro método de liquidación de cosas que uso es participar en páginas de comercio en línea. Por lo general, hay una en cada comunidad de Facebook. Vendí en una Navidad lo suficiente de mi exceso de cosas para comprar con dinero en efectivo un nuevo iPad para mi marido y un nuevo iPhone para mi hijo. Mi esposo y yo siempre discutimos juntos las compras importantes, por lo que usted debió haber visto su rostro, cuando abrió su nuevo iPad de $500 dólares. Le dije: "No te preocupes, simplemente vendí las canastas, los libros, los edredones extras, etc. . .". Es asombroso cómo aumentan todas las cosas que uno acumula. Estos foros en línea son grandiosos, porque usted no tiene que arrastrar sus pertenencias al garaje. Simplemente toma una foto, la carga y espera las ofertas. Ambas de estas ideas de liquidación de cosas, junto con el ejercicio de la moderación al hacer nuevas compras, le impedirán que se suma en el hoyo de las cosas.

Todos hemos oído hablar de esos programas de los acumuladores compulsivos, y si usted no ha visto alguno, debe hacerlo, sobre todo si tiene problemas con las cosas. Es hora de que limpie, done, dé o venda. Y si no tiene una meta inmediata para la que necesite los fondos, considere ahorrar ese dinero para el día de las vacas flacas. Todos sabemos que viene.

Una última tarea para usted: Vaya a buscar una imagen de usted mismo de hace veinte años o más, una en la que está en una habitación en su propia casa, o lo que era su casa si está ahora en una diferente. Después, mire cada artículo en esa foto alrededor de usted. Todas las cosas. Lo más probable es que ni siquiera posea ya nada de eso. Lo hice recientemente con una foto mía en mi primera casa, sosteniendo a mi hija Jessica. Decoré rigurosamente esa habitación, y si cierro los ojos puedo recordar el ahorro, la inquietud, la búsqueda, las compras y las devoluciones involucradas en la "experiencia" total de esa habitación. Pero cuando la miré recientemente, me di cuenta que lo único que aún poseía de esa foto era. . . a mi hija,. Puso todas mis cosas en perspectiva.

No hay nada malo con querer tener cosas. Incluso me encantan algunas. Sólo creo que la mayoría de nosotros necesitamos redefinir lo que significa "suficiente".

Las toxinas emocionales correspondientes

Las personas que gastan excesivamente, que acumulan una deuda enfermiza, que amontonan sus "cosas" o que necesitan cosas materiales para mantenerse felices experimentan frecuentemente sentimientos de decepción, insatisfacción, codicia, lujuria y celos. Oremos ahora para que Dios renueve su mente y espíritu de estas posibles influencias y le ayude a fijar nuevos estándares que beneficiarán su fe:

Dios, lo siento por cualquier momento que haya exagerado en las cosas materiales, y te pido que reajustes mis prioridades de gasto. Muéstrame con quién necesito compartir mis posesiones, o qué puedo liquidar, para reducir mis deudas. Te rindo mis sentimientos ocasionales de decepción, insatisfacción, avaricia, lujuria y celos. ¡Declaro que viviré una vida libre de deudas, viviré dentro de mis posibilidades y confiaré en Ti para que seas mi única fuente de felicidad! En el nombre de Jesús, Amén.

Correlación con la desintoxicación física

Limpiaremos hoy y mañana su sistema reproductor.

Desayuno	Elixir reparador hormonal
Jugo de media mañana	Tónico guerrero
Almuerzo	Sopa Desintoxicante elija seis
Merienda	Tome libremente la merienda de sus frutas y hortalizas blancas/cafés y verdes
Cena	Elija una fruta u hortaliza verde y una blanca/café (véanse las recetas para tener ideas de la preparación); acompañe con arroz integral o quinua mezclado con las especias y frutos secos de la sección o fríjoles

Copa para cerrar la noche Té de desintoxicación

Bendición de cierre

Que Dios sane su sistema reproductor de cualquier enfermedad, incluyendo la infertilidad, los desequilibrios hormonales, los problemas de próstata y demás, y que pueda considerar lo que podría limitar su productividad en la vida, incluyendo la forma en que maneja sus finanzas o gastos personales, que pueden obstaculizar el fluir libre de las bendiciones de Dios para usted.

DÍA 12

Toxina espiritual: Hágase rápidamente rico (Deshágase de la mentalidad de escasez)

Hemos pasado mucho tiempo exhortando y retando en esta sección, así que quiero asegurarme que sea animado con el conocimiento de la siguiente verdad esencial: *Dios quiere que usted prospere*. Si le puedo convencer de ello, antes de que salgamos de aquí, entonces usted ya será rico. Llamo a esa revelación: "Hacerse rápidamente rico".

Las palabras *Dios quiere prosperarle* evocan diferentes convicciones e incluso prejuicios entre los diferentes bandos. Así que ahora, aquellos de ustedes que no creen que Dios desea prosperar a sus hijos esperan que yo termine este devocional, diciendo que toda la gente anti-prosperidad por ahí necesita aceptar el hecho que Dios quiere que todos conduzcamos Cadillacs, tengamos casas enormes y vivamos vidas lujosas. Aquellos de ustedes que creen en "el mensaje de la prosperidad" esperan que yo termine este devocional con el recordatorio previsible que la verdadera prosperidad incluye ser rico en familia, paz y salud. Bueno, no voy a seguir la ruta previsible, pero creo que ambos bandos van a quedar satisfechos con la conclusión de este devocional.

En primer lugar, ¿sabía usted que la Biblia menciona el dinero más de dos mil trescientas veces? Es, de hecho, el tema más mencionado en las Escrituras. Dos veces más que el cielo y el infierno combinados, tres veces más que el amor, siete veces más que la oración y ocho veces más que creer. Dependiendo de la traducción que usted utilice, la palabra *dar* aparece novecientas veintiún veces (921) en las Escrituras, casi tantas veces como el *amor* (541), la *fe* (270) y la *esperanza* (165), en su conjunto.

Esto tal vez demuestra que *dar* es una expresión de la fe, la esperanza y el amor. Pero los temas del dinero, las posesiones, la generosidad, los tesoros, las ofrendas y los temas relacionados son el enfoque de diecisiete de las treinta y ocho parábolas de Jesús (que es casi la mitad), y comprenden el quince por ciento de toda la Palabra de Dios. Esta información fue recopilada por la Fundación Nacional Cristiana (la rama de Indiana), que es la duodécima organización benéfica más grande de la nación y que se ocupa completamente en educar a los cristianos en el manejo sabio del dinero, para que podamos proveer los fondos para la extensión del Reino de Dios. Creen que hay un "movimiento de generosidad moderno" en el que Dios estimula el corazón para dar, como nunca antes, pero que todo comienza con un sólido entrenamiento bíblico, con respecto al dinero personal y a las finanzas.[3]

No se puede negar que existe una conexión primordial entre nuestra vida espiritual y cómo manejamos el dinero. Jesús incluso dijo: "Porque donde esté tu tesoro, allí estará también tu corazón" (Mateo 6:21). Si quieres aprender mucho sobre una persona, échele un vistazo a dos cosas: su chequera y su calendario, y verá cuáles son sus prioridades. Entonces, ¿es de extrañar que la Biblia le preste tanta atención al tema revelador del dinero?

Quiero dejar que la Palabra de Dios hable por si misma acerca de su dinero, incluyendo el deseo de Dios de prosperarle, pero también de ayudarle a que aprenda a dar, a ahorrar, a presupuestar y demás. De los más de dos mil trescientos versículos bíblicos sobre el dinero, recopilé en mi lista personal mis veinte principales y los agrupé en diez categorías prácticas que creo que Dios desea que usted esté plenamente convencido de ellas y viva según ellas. Así que vaya por una taza de té y deje que estos versículos poderosos le enriquezcan, "rápidamente".

Dios quiere que dé.

> ". . . el justo da con generosidad"
>
> Proverbios 21:26

> "Dad, y se os dará; medida buena, apretada, remecida y rebosando darán en vuestro regazo; porque con la misma medida con que medís, os volverán a medir".
>
> Lucas 6:38 RVR1960

Dios quiere que sea compasivo con los pobres.

> El que da al pobre no pasará necesidad, pero el que cierra sus ojos tendrá muchas maldiciones.
>
> Proverbios 28:27 NBLH

> El generoso será bendito, porque da de su pan al pobre.
>
> Proverbios 22:9 NBLH

Dios quiere que le ame y no al dinero.

Nadie puede servir a dos señores, pues menospreciará a uno y amará al otro, o querrá mucho a uno y despreciará al otro. No se puede servir a la vez a Dios y a las riquezas.

Mateo 6:24

Con generosidad le darás, y no te dolerá el corazón cuando le des, ya que el Señor tu Dios te bendecirá por esto en todo tu trabajo y en todo lo que emprendas.

Deuteronomio 15:10 NBLH

Dios quiere que prospere.

Amado, yo deseo que tú seas prosperado en todas las cosas, y que tengas salud, así como prospera tu alma.

3 Juan 2 RVR1960

Será como árbol plantado junto a corrientes de aguas, que da su fruto en su tiempo, y su hoja no cae; y todo lo que hace, prosperará.

Salmo 1:3 RVR1960

Dios quiere que reciba.

Igualmente, a todo hombre a quien Dios ha dado riquezas y bienes, lo ha capacitado también para comer de ellos, para recibir su recompensa y regocijarse en su trabajo: esto es don de Dios.

Eclesiastés 5:19 NBLH

La bendición del Señor enriquece a una persona y él no añade ninguna tristeza.

Proverbios 10:22 NTV

Dios quiere proveerle.

Por tanto, no se preocupen, diciendo: '¿Qué comeremos?' o '¿qué beberemos?' o '¿con qué nos vestiremos?' Porque los Gentiles (los paganos) buscan ansiosamente todas estas cosas; que el Padre celestial sabe que ustedes necesitan todas estas cosas.

Mateo 6:31-32 NBLH

Y llamó Abraham el nombre de aquel lugar, Jehová proveerá. Por tanto se dice hoy: En el monte de Jehová será provisto.

Génesis 22:14 RVR1960

Dios quiere que aprenda a ahorrar y presupuestar.

Cuatro cosas hay pequeñas en el mundo, pero que son más sabias que los sabios: las hormigas, animalitos de escasas fuerzas, pero que almacenan su comida en el verano.

Proverbios 30:24-25

Los planes bien pensados y el arduo trabajo llevan a la prosperidad, pero los atajos tomados a la carrera conducen a la pobreza.

Proverbios 21:5 NTV

Dios quiere que esté contento.

Jehová es mi pastor; nada me faltará.

Salmo 23:1 RVR1960

Manténganse libres del amor al dinero, y conténtense con lo que tienen.

Hebreos 13:5

Dios quiere que no tenga deudas.

Los malvados piden prestado y no pagan. . .

Salmos 37:21

> Porque es mejor que no prometas, y no que prometas y no cumplas.
>
> Eclesiastés 5:5 RVC

Dios quiere que entienda que la prosperidad es condicionada.

> Sométete a Dios; ponte en paz con él, y volverá a ti la prosperidad.
>
> Job 22:21

> Cumple los mandamientos del Señor tu Dios, y no te apartes de sus caminos; sigue sus sendas y cumple con sus leyes y preceptos, tal y como están escritos en la ley de Moisés. Así prosperarás en todo lo que hagas y en todo lo que emprendas.
>
> 1 Reyes 2:3 RVC

Espero que estos versículos transformen su futuro financiero. ¡Ojalá que sin importar en qué "bando" se consideró que estaba al comienzo de este devocional, ahora vea que el "evangelio de la prosperidad" en el que creo es un evangelio condicionado, laborioso, de visión grande, lucrativo, que financia el Reino, que trae placer y glorifica a Dios! Espero que esté de acuerdo. Por favor tenga en cuenta que Pablo no dijo que el dinero es malo, cuando expresó en 1 Timoteo 6:10 (RVR1960), "porque raíz de todos los males es el amor al dinero". Dijo que el *amor* al dinero es la raíz de toda clase de mal. Por lo tanto, concluyo esta sección sobre las toxinas financieras, recordándole que ame a Dios, nunca al dinero, y maneje su carácter y su dinero en conjunto como si determinaran su patrimonio neto, porque lo hacen. Recuerde: "Vale más la buena fama que las muchas riquezas" (Proverbios 22:1).

Las toxinas emocionales correspondientes

Las personas que no saben que Dios los quiere prosperar experimentan frecuentemente sentimientos como la duda, el miedo, el desánimo y el cansancio. Oremos ahora para que Dios renueve su mente y espíritu de estas posibles influencias y le ayude a fijar nuevos estándares que beneficiarán su fe:

> *Señor, es coherente con tu carácter de Padre amoroso que quieres bendecirme y prosperarme. Lo siento por albergar sentimientos como la duda, el miedo, el desánimo y el cansancio. ¡Confío en tu opinión sobre mí! Ayúdame a ser compasivo con los pobres, a ponerte primero por encima del dinero, a creer que quieres prosperarme, a recibir tu provisión, a aprender a ahorrar y presupuestar, a estar contento y a vivir libre de deudas. Sé que la prosperidad es condicional. Oro para que yo tome decisiones sabias que atraigan tus bendiciones. En el nombre de Jesús, Amén.*

La correlación con la desintoxicación física

Terminaremos hoy de limpiar el sistema reproductor. Repita el esquema de alimentación de ayer, experimentando con los colores de esta sección.

Bendición de cierre

Que Dios equilibre sus hormonas para que su cuerpo funcione a su máximo rendimiento, y que la provisión de Dios y la mayordomía le ayuden a aprovechar al máximo la vida.

SECCIÓN

5

LAS TOXINAS RELACIONADAS CON LA SALUD

(Desintoxicación física: sistemas respiratorio, inmune y linfático)

El énfasis espiritual: Reconocer las incógnitas que roban la fe que tenemos acerca de la sanidad en las Escrituras. Dejar pasar las heridas del pasado ocasionadas por cualquier oración sin respuesta en cuanto a la sanidad y construir un cimiento bíblico fuerte para la salud divina, a fin de que podamos ser más inmunes a la guerra corporal.

Los sentimientos asociados con estas toxinas: la vergüenza, los celos, la desesperación y la humillación, la confusión, la duda, el orgullo, la desesperanza, la infelicidad, el estrés, la angustia, la incertidumbre, la ira, el cansancio, la decepción, la frustración

Los sistemas corporales que se desintoxican:

Días 13 y 14: Respiratorio (nariz, pulmones, faringe, laringe, tráquea, bronquios, alvéolos)

Días 15 y 16: Inmune (médula ósea, timo, glándulas)

Días 17 y 18: Linfático (bazo, ganglios linfáticos, conductos, amígdalas)

Colores de la sección

Además de las hortalizas y frutas de color verde especificadas, el color de apoyo de esta sección es el color *púrpura*. Estas frutas y hortalizas específicas reciben el color de los flavonoides fenólicos llamados las antocianinas, que son pigmentos solubles en agua que pueden aparecer de color púrpura o azul dependiendo del nivel de pH. Aportan beneficios anti-inflamatorios, antivirales y anti-cancerígenos para todo el cuerpo, pero hay alimentos específicos, dentro de este grupo de color, que son especialmente provechosos para los sistemas inmunológico, linfático y respiratorio.

Se ha demostrado que las hortalizas crucíferas con estos pigmentos, como el coliflor púrpura, el repollo púrpura, la col rizada púrpura y el brócoli púrpura detienen la progresión del cáncer de pulmón y reducen a la mitad el riesgo de su desarrollo, por lo que vemos que beneficia el sistema inmune. Pero también son buenos para el sistema linfático, como lo demuestra el hecho de que sus nutrientes y extractos ricos en antocianinas se han utilizado durante mucho tiempo para tratar incluso el resfriado común.

En cuanto al sistema respiratorio, los racimos de uva se parecen unívocamente a los alveolos de los pulmones, por lo que parece casi providencial que tienen tantos beneficios respiratorios, incluyendo la reducción de su riesgo de cáncer de pulmón y enfisema pulmonar. El resveratrol es un antioxidante que se encuentra en todas las uvas, pero en grandes cantidades en las uvas de colores púrpura y rojas (especialmente en el hollejo). Gracias al resveratrol, las uvas pueden reducir los compuestos que causan inflamación en el revestimiento celular del pulmón. En cuanto a las semillas de uva, disminuyen la gravedad del asma inducido por las alergias debido a la sustancia química proantocianidina. El jugo de granada, que también contiene estos pigmentos de color púrpura con poderosos antioxidantes, también se ha identificado que detiene el crecimiento de los tumores pulmonares.

Los sistemas linfático e inmunológico están estrechamente relacionados y sus funciones y partes se superponen, pero para esta limpieza indicamos sus componentes y órganos.

Lista de compras de la sección

Compre una o dos de cada una de las siguientes frutas y hortalizas, dependiendo de su nivel de apetito. Si la fruta u hortaliza es pequeña, adquiera suficiente para tener al menos dos tazas. En el caso de las hortalizas de hoja, una cabeza, un racimo o una bolsa de cada variedad mencionada serán suficientes. También puede duplicar una hortaliza o fruta si no le gusta la otra, pero ¡esté dispuesto a probar cosas nuevas! Será capaz de medir mejor su apetito y ajustar sus compras para adaptarse, sección tras sección.

Púrpura	cebolla púrpura, zanahoria púrpura, papa púrpura, coliflor púrpura, repollo púrpura, pimientos púrpuras, espárragos púrpuras, berenjenas, ciruelas, ciruelas pasas, saúco, uvas púrpuras (o rojas), arándanos, moras, granada
Verdes	pimientos verdes, coles de Bruselas, apio, espinacas, col rizada, pera, kiwi, pepino, brócoli, limas, quelpo, alcaparras, aguacate, escarola, pastinaca
Adiciones permitidas	quinua, arroz integral; frijoles pintos, habas, arándanos y jugo de arándano puro; aceites: oliva, coco y/o linaza; caldo de pollo; es posible que quiera intercambiar una o dos veces por semana su refrigerio vegetariano con un batido (véanse las recetas)
Opciones de hierbas/especias	canela, ajo, orégano, perejil, cilantro, hojas de menta, tomillo, eucalipto, salvia, romero

Té	diente de león, cardo mariano, equinácea; opción de refuerzo: té verde descafeinado; añada una bolsa adicional de cualquier té descafeinado de frutas o bayas para dar sabor
Carne opcional	se recomiendan sólo hortalizas, pero se permite servir en la cena un máximo de tres onzas de aves de corral o pescado orgánicos (del tamaño de una baraja de cartas)
Frutos secos	nueces de Brasil, almendras, anacardos
Agua	Beba diariamente en onzas la mitad de su peso corporal medido en libras
Bases para los batidos	elección de leches: leche de vaca orgánica con contenido de grasas reducido al 2%, de almendras y de coco sin azúcar; elección de aguas: de coco o de aloe.
Descanso	nueve horas cada noche

DÍA 13

Toxina espiritual: La cura para el malestar y el cansancio (Los diez mandamientos curativos)

¿Alguna vez ha tenido malestar? Sí. ¿Alguna vez ha estado cansado? Sí. ¡Pero son dos condiciones totalmente diferentes "al malestar y al cansancio"!

"Malestar y cansancio" implica un lapso de tiempo. Una batalla agotadora sin fin a la vista. Y la batalla al final consigue llegar allí, ya sea que se origine o no en su cuerpo.

Bueno, Dios no quiere que estemos enfermos, cansados ni con "malestar y cansancio" y si usted presenta hoy alguno de esos tres, ¡le tengo buenas noticias!

Consideraremos, paso a paso, en esta sección del libro las toxinas de la fe que infectan sus puntos de vista sobre la sanidad. ¡Dios le quiere sano! Algunos de ustedes puede que no sepan que Dios todavía sana, pero Él sí lo hace, y la única manera de estar convencido de ello es mostrándole su Palabra. ¡Fue lo que me convenció!

Sin embargo, me sentí abrumada, cuando empecé a descubrir por primera vez los pasajes bíblicos curativos. No sólo porque me avergonzaba de no saber cuántos había desde el Génesis hasta el Apocalipsis, sino también porque no sabía por dónde empezar a aprender a "orar" conforme a ellos. Debe haber más de mil referencias bíblicas, contando todos los versículos, historias, prodigios y testimonios sobre la sanidad, los milagros o la fe requerida para ellos. ¡Quise memorizarlos todos! Sabía según Efesios 6 que la Palabra de Dios es nuestra espada, pero sentí como si me hubieran entregado mil espadas y no sabía cuál tomar primero. Quería empuñarlas todas con fuerza. Eso es un montón de metal afilado para empuñar, teniendo en cuenta que Hebreos 4:12 dice que la Palabra de Dios es una espada de doble filo.

Pero la práctica hace al maestro. Durante los últimos veintitantos años he perfeccionado mis habilidades de lucha con espadas, al descubrir cuál de mis espadas curativas producen qué resultado. Por ejemplo, cuando usted está enfermo como resultado de sus propias acciones (malas opciones alimenticias, heridas después de una pelea, etc.), necesita Salmos 103:2-3: "Alaba, alma mía, al Señor, y no olvides ninguno de sus beneficios. Él perdona todos tus pecados y sana todas tus dolencias". Pero usted necesita Jeremías 30:12, 17, cuando recibe un diagnóstico fatal de un médico: "Así dice el

Señor: »Tu herida es incurable, tu llaga no tiene remedio. . . . Pero yo te restauraré y sanaré tus heridas —afirma el Señor—".

Elaboré los diez mandamientos curativos, por esta misma razón. No clasifican los pasajes bíblicos de sanidad tanto como le capacitan para posicionarse para la sanidad. Fue mi cura para el "malestar y cansancio", y también puede ser la suya. ¿Está listo? Apréndaselos de memoria:

1. **Yo soy el Señor, tu Sanador, y no tendrás sanadores ajenos delante de Mí.**

"Yo soy el Señor, tu sanador".

Éxodo 15:26 RVC

2. **Recibirás mi Palabra curativa.**

"Envió su palabra, y los sanó, y los libró de su ruina".

Salmos 107:20 RVR1960

3. **No te escandalizarás de las sanidades o milagros.**

"Los ciegos ven, los cojos andan, los que tienen lepra son sanados, los sordos oyen, los muertos resucitan y a los pobres se les anuncian las buenas nuevas. Dichoso el que no tropieza por causa mía".

Mateo 11:5-6 (véase Lucas 7:22)

4. **Vivirás rectamente con gratitud por los azotes de mi Hijo.**

"quien llevó él mismo nuestros pecados en su cuerpo sobre el madero, para que nosotros, estando muertos a los pecados, vivamos a la justicia; y por cuya herida fuisteis sanados".

1 Pedro 2:24 RVR1960

5. **No temerás la enfermedad.**

"Así ha dicho el Señor: "Tu fractura es incurable, y muy dolorosa tu llaga. No hay quien defienda tu caso. Ningún remedio sirve para sanar tu herida. . . yo te devolveré la salud y sanaré tus heridas. —Palabra del Señor".

Jeremías 30:12-13, 17 RVC

6. **Cuidarás de tu cuerpo.**

"¿No saben que ustedes son templo de Dios y que el Espíritu de Dios habita en ustedes?".

1 Corintios 3:16

7. **Comerás tus frutas y verduras.**

"Y dijo Dios: «¡Miren! Les he dado toda planta que da semilla y que está sobre toda la tierra, y todo árbol que da fruto y semilla. Ellos les servirán de alimento".

Génesis 1:29 RVC

8. **Pedirás el aceite de la unción.**

"¿Está enfermo alguno de ustedes? Haga llamar a los ancianos de la iglesia para que oren por él y lo unjan con aceite en el nombre del Señor. La oración de fe sanará al enfermo y el Señor lo levantará. Y, si ha pecado, su pecado se le perdonará".

Santiago 5:14-15

9. **Creerás.**

"Y por la incredulidad de ellos, no hizo allí muchos milagros".

Mateo 13:58

10. **Impondrás las manos sobre los enfermos.**

"Estas señales acompañarán a los que crean: en mi nombre expulsarán demonios; hablarán en nuevas lenguas; tomarán en sus manos serpientes; y, cuando beban algo venenoso, no les hará daño alguno; pondrán las manos sobre los enfermos, y estos recobrarán la salud".

Marcos 16:17-18

Le animo a memorizar estos diez mandamientos curativos y luego a tomarlos en cuenta, cuando esté enfermo, cuando esté cansado, y especialmente cuando esté enfermo y cansado de tener malestar y cansancio.

Las toxinas emocionales correspondientes

Las personas que presentan "malestar y cansancio", debido a que luchan con problemas de salud, tienen dificultades con los sentimientos de fatiga, desánimo, duda y desesperanza. Aquellos que no entienden las promesas de sanidad de Dios pueden escandalizarse frecuentemente. Oremos ahora para que Dios renueve su espíritu y mente de estas posibles influencias y le ayude a establecer nuevos estándares que beneficiarán su fe:

> *Dios, tú eres quien me cura. Te entrego a Ti mi espíritu, alma y cuerpo, y te pido que revitalices los tres. Recibo tu Palabra curativa, no me escandalizaré por tus milagros, estoy agradecido por los azotes de Jesús, y no temeré la enfermedad. Te prometo que cuidaré de mi cuerpo, comiendo las frutas y verduras que combaten la enfermedad, y pidiendo el aceite de la unción y la oración de la fe, cuando la enfermedad contraataque denodadamente. Combatiré la incredulidad y escogeré la fe, y los impartiré a los demás, cuando imponga las manos sobre los enfermos. Te entrego mi cansancio, desaliento, duda, desesperanza y cualquier agravio. Los intercambio hoy por la sanidad. En el nombre de Jesús, Amén.*

La correlación con la desintoxicación física

Limpiaremos hoy y mañana el sistema respiratorio.

Desayuno	Batido Ame sus pulmones
Jugo de media mañana	Ponche Uno-dos de Laura
Almuerzo	Ensalada Sixcess
Merienda	Tome libremente la merienda de sus frutas y hortalizas púrpuras y verdes
Cena	Elija una fruta u hortaliza verde y una púrpura (véanse las recetas para tener ideas de la preparación); acompañe con arroz integral o quinua mezclado con las especias y frutos secos de la sección o fríjoles
Copa para cerrar la noche	Té de desintoxicación

Bendición de cierre

Que Dios limpie su sistema respiratorio y llene sus pulmones de nuevo aliento y su boca con alabanzas, para que no siga con malestar y cansancio (en su espíritu, alma o cuerpo).

DÍA 14

Toxina espiritual: Cuando no llega la sanidad

Recuerdo cuando empecé a creer en la sanidad divina basada en la Palabra de Dios. Las Escrituras me revelaron repentinamente lo que había pasado por alto, después de todos esos años de leer, aprender y enseñar la Biblia, tras veinticinco años de estar en la iglesia (desde la infancia) y quince años de ellos siendo cristiana. Esto coincidió con preocupaciones cada vez mayores sobre mi salud que me dejaron desesperada por sanidad, y durante el curso de los siguientes tres años estratégicos, Dios me hizo crecer en la fe y me convenció inequívocamente que Él podía sanarme y lo *haría*.

Relato la historia completa en el capítulo nueve del libro *Seeing the Voice of God: What God Is Telling You Through Dreams and Visions*, y le exhorto a leerlo en su totalidad, porque muchos me han dicho que se relaciona con el viaje de sanidad progresiva que he tenido. Incluso si la Palabra de Dios no me hubiera prometido la sanidad, también tuve encuentros y visitas espectaculares durante ese tiempo en los que Dios me dijo explícitamente que Él me sanaría. Pero Dios dijo en una visita espectacular el 26 de enero de 1994, que Él ya había comenzado a sanarme, pero que sería "mediante un proceso". De hecho, ha sido un proceso de veintitantos años de mejora gradual. En una escala de uno a diez, siendo diez curada y uno tener la condición neurológica horrible que viví alguna vez, diría que ahora estoy cerca de nueve. Me siento mejor que nunca en mi vida a los cincuenta años, y a través de todo me he convertido en una mujer de fe más fuerte, más inteligente y más disciplinada.

Pero la parte más difícil de la espera a lo largo del camino fue, sorprendentemente, no los síntomas físicos que presenté en mi cuerpo, sino la guerra psicológica en mi mente. La voz del enemigo que me decía que Dios no había prometido sanarme, que había malinterpretado la Biblia, que nunca estaría bien. Lo que fue igualmente desalentador fue cuando esa voz pesimista salió de la boca de quienes yo amaba. Me hacía retroceder varias semanas. Pero finalmente fueron sólo días, y luego horas, luego minutos, luego segundos y ahora, puedo decirle sinceramente que ni me inmuto con los desalientos del enemigo. No importa si vienen de satanás, el padre de las mentiras, o de alguien que no se da cuenta que él lo usa para desanimarme. Además, las personas han sido testigos de mi progreso y han visto lo que Dios ha hecho por mí, ¡y ahora todos los pesimistas han desaparecido! ¡Se han esfumado!

Pero lo más importante para mi fe fue una verdad bíblica esclarecedora y olvidada que descubrí inesperadamente. Mientras charlaba con el Señor muy casualmente sobre algo totalmente ajeno, mi mente, de manera involuntaria, comenzó repentinamente a reflexionar sobre una lista de los nueve dones espirituales de 1 Corintios 12. Sabía que ésta era la influencia del Señor. De repente, vi algo que había pasado por alto. Primero, aquí está el versículo del subtexto: "A cada uno de nosotros se nos da un don espiritual para que nos ayudemos mutuamente" (1 Corintios 12:7 NTV), y luego vienen los dones:

1. palabra de sabiduría
2. palabra de conocimiento
3. fe
4. dones para sanar enfermos
5. poderes milagrosos
6. profecía
7. discernimiento de espíritus
8. hablar en lenguas
9. interpretar lenguas

Lo que noté se encuentra en los dones 4 y 5. Sanidades y milagros. Siempre los consideré lo mismo. Pero vi que si Dios esbozó nueve dones distintos en este pasaje, entonces seguramente los nueve eran diferentes. Si las sanidades y los milagros eran lo mismo, entonces ¿por qué no había sólo ocho dones del Espíritu? Entonces vi en el versículo 28 que Dios los distinguió de nuevo: "En la iglesia Dios ha puesto, en primer lugar, apóstoles; en segundo lugar, profetas; en tercer lugar, maestros; luego los que hacen milagros; después los que tienen dones para sanar enfermos, los que ayudan a otros, los que administran y los que hablan en diversas lenguas".

¡Allí Él lo hace de nuevo, segrega los milagros y las sanidades! Me propuse descubrir por qué. Veamos primero dos de las palabras griegas del Nuevo Testamento para *milagro*. *Dynamis*: "fortaleza, potencia, fuerza, poder, energía, poder físico". Y me encanta la siguiente definición en particular, "lo abstracto de lo concreto", porque indica materializar algo de la nada, que de hecho sería milagroso. También significa: "poder inherente, poder que reside en una cosa en virtud de su naturaleza, o que una persona o cosa ejerce y realiza, el poder para realizar milagros, poder que consiste en o que se reclina sobre ejércitos, fuerzas, huestes". Es donde se origina nuestra palabra *dinamita*. Así que vemos que esta es una palabra de "poder".

Otra palabra griega para *milagro* es *semeion*. Significa "una señal; una marca; un símbolo; una ocurrencia inusual que sobrepasa el curso común de la naturaleza; señales que anuncian acontecimientos notables que pronto ocurrirán; milagros y maravillas por medio de los cuales Dios legitima a los hombres enviados por Él, o por los cuales los hombres demuestran que la causa que abogan es de Dios". En otras palabras, es una señal para respaldar a la persona que predica el Evangelio en ese momento, para que todos conozcan que Dios está en medio de ellos. Así que vemos que esto es una palabra "de ahora".

En su conjunto, estas definiciones del Nuevo Testamento de *milagro* parecen comunicar, "¡Poder, ahora!". Veamos a continuación la palabra *sanidad*, porque también tiene varias descripciones griegas del Nuevo Testamento. Observe si nota cómo éstas se diferencian de la anterior palabra "poder-ahora":

therapeuo o *therapeia*: "un servicio prestado, específicamente un servicio médico". (De donde se origina la palabra *terapia*.) Así que vemos que ésta es una palabra que implica un "proceso".

kalos: "estar bien y recuperarse". Lo vemos en Marcos 16:18 "pondrán las manos sobre los enfermos, y estos *recobrarán* la salud". La recuperación también es una palabra que implica un "proceso".

lama: "medicina; remedio; un medio de sanidad". Proviene de *laomai*, que significa: "curar o sanar". Otra palabra que implica un "proceso". Los medicamentos, remedios y sanidades requieren de tiempo.

Entonces, ¿ya notó la diferencia entre el *milagro* y la *sanidad*? Un milagro es un fenómeno instantáneo, y una sanidad es un fenómeno progresivo. ¿Es alguno menos extraordinario que el otro? ¡No! Pero uno ocurre gradualmente, mediante un proceso.

Así que tal vez usted ha orado por un milagro, pero en su lugar sólo obtuvo una sanidad. Espere . . . *¿únicamente una sanidad?* ¿Observa aquí la mentalidad equivocada? ¡Esperar a Dios no es vergonzoso! Todo lo que significa es que Él exige que usted también se concentre en que su espíritu y mente sean hechos íntegros, mientras que con un milagro corporal no se requiere que usted profundice con el Señor y sane las otras dos terceras partes de su persona. Las sanidades son una invitación. "Camine conmigo. Crea en Mí. Recupérese conmigo. Déjeme ser su terapia y sanidad". Las sanidades generan integridad, y la integridad es un proceso.

Así que si Dios fuera a producir un publirreportaje sobre los milagros y las sanidades, los milagros serían el producto que capta su atención, y las sanidades serían el "¡Pero espere! ¡Hay más!".

Y esas palabras griegas y hebreas sólo tocan la superficie al darnos una visión. La palabra *sanidad* puede ser una de catorce palabras hebreas o nueve palabras griegas, cuando la encuentra en la Biblia. Cada una contiene claves para entender el maravilloso regalo del bienestar. Las sanidades no son respuestas de segunda categoría a la oración. Significa simplemente que usted está en medio de un milagro, por así decirlo.

A la luz de este estudio, ¿puede observar ahora la belleza de por qué Dios distingue estos dos dones espirituales en 1 Corintios 12? Al hacerlo, Él dice: "A algunos les he dado la habilidad de hacer milagros, y a otros les he dado la habilidad de inventar curas y medicinas".

Así que cuando usted ore por un milagro en su cuerpo, y no vea que ocurre al instante, alabe a Dios en voz alta y dígales a todos sus amigos, "¡Fui sanado!". Esto no es sólo una retórica religiosa. Significa que está en un proceso y en un hermoso viaje con Dios hacia la integridad, del cuerpo, alma y espíritu.

Las toxinas emocionales correspondientes

Las personas que sienten que el bienestar los elude o que confunden las sanidades con los milagros luchan frecuentemente contra las emociones de confusión, celos y cansancio. Oremos ahora para que Dios renueve su mente y espíritu de estas posibles influencias y le ayude a fijar nuevos estándares que beneficiarán su fe:

> *Señor, veo en Tu Sagrada Escritura que Tú quieres que yo esté sano. Invito tu salud a mi espíritu, mi mente y mi cuerpo. Te pido un milagro, Señor, pero si escoges hacer una obra de plenitud en mí y me guías más bien a través de un proceso de recuperación, entonces me someteré a Ti. Resisto el robo del enemigo, en el nombre de Jesús, así como las emociones de la confusión, los celos y el*

cansancio. Soy sanado por tus azotes. En el nombre de Jesús, Amén.

La correlación con la desintoxicación física

Terminamos hoy de limpiar el sistema respiratorio. Repita el esquema de alimentación de ayer, experimentando con los colores de esta sección.

Bendición de cierre

Que Dios limpie su sistema respiratorio mientras respira profundamente y recupera la salud total de su templo.

DÍA 15

Toxina espiritual: Las espinas en el cuerpo (La espina de Pablo, Primera Parte)

Hoy encaro directamente el pasaje que siempre fue usado para mostrarme que Dios no quería que algunas personas fueran curadas: el mensaje en 2 Corintios 12 de "la espina en el cuerpo".

> Para evitar que me volviera presumido por estas sublimes revelaciones, una espina me fue clavada en el cuerpo, es decir, un mensajero de satanás, para que me atormentara. Tres veces le rogué al Señor que me la quitara.
>
> versículos 7-8

Muchos, muchos cristianos, después de leer comentarios inexactos o de escuchar enseñanzas erróneas de pastores admirados, lo interpretan de la siguiente manera:

> Para evitar que me volviera presumido, una enfermedad o aflicción me fue dada por Dios, inspirada por satanás, para que me atormentara. Tres veces le rogué a Dios que me

quitara la enfermedad y Él se rehusó, diciéndome que la gracia era suficiente y que Él quería que estuviera enfermo.

2 Corintios 12:7-8, TCE
(¡La cual es la Traducción del Cristiano Engañado!)

¡Qué absurdo! He estudiado extensamente este pasaje durante décadas y he llegado a creer que la espina de Pablo no tiene nada que ver en absoluto con una enfermedad crónica. ¡Se lo aseguro, habría sido más fácil creer que sí, debido a mis sufrimientos corporales! Pero decidí hace mucho tiempo predicar la Palabra de Dios y no mi experiencia. La Palabra de Dios nunca cambia, pero mi experiencia sí puede y lo *hará* si se somete en su totalidad a la Palabra de Dios. Por lo tanto, nos llevará algunos días de devocionales de desintoxicación de la fe para desenmarañar este tema tan discutido, pero debemos hacerlo.

Verá, la espina en el cuerpo de Pablo se convirtió en una espina en el cuerpo de la Esposa de Cristo, y creo que Dios quiere que se extraiga de ella, de una vez por todas. ¿Por qué se tomaría Él tantas molestias para quitar toda mancha y arruga de sus vestiduras y no quitar la espina que podría desgarrarla en pedazos? Manos a la obra.

Necesita saber tres cosas concretas al resolver un misterio, ya sea que trate de resolver un crimen real o simplemente participe en el juego de mesa "Pista": (1) el qué, (2) el dónde y (3) el quién ("¡La señorita Escarlata, en la biblioteca, con el candelero!"). Voy a añadir el no tan concreto el por qué (el motivo), ya que el texto de Pablo también lo incluye. Así que veamos las pistas del ahora famoso texto de Pablo, porque al definirlas podemos desenmarañar el espinoso misterio. Abordaremos hoy las dos primeras:

1. La espina (él qué)

2. El cuerpo de Pablo (el dónde)

La espina es el "qué". Se trata del vocablo griego *skolops* que significa "un aguijón" o "una espina". Se usa solamente una vez en las Escrituras. Sabemos que la espina de Pablo era metafórica y no una espina literal, o habría usado *akantha*, la palabra empleada al describir la corona de espinas de Jesús. Algunos han tratado de hacer de esta metáfora una enfermedad crónica, pero ninguna ha resistido la prueba del tiempo. Una de esas teorías era que la espina de Pablo era la epilepsia; de hecho, la epilepsia era conocida en la antigua Irlanda como la Enfermedad de San Pablo. Y muchos de los que apoyan esta teoría señalan la ceguera de Pablo en el camino a Damasco de Hechos 9:3-9, no como una pérdida repentina de la visión, sino como el resultado de una presunta convulsión. La revista *Journal of Neurology, Neurosurgery, and Psychiatry* publicó en 1987 un artículo de D. Landsborough, quien propuso que la experiencia de la conversión de Pablo, con la luz brillante, la pérdida de la postura normal del cuerpo, el mensaje de una fuerte insistencia religiosa y su posterior ceguera, todos evidenciaron "un ataque [de epilepsia del lóbulo temporal]", que tal vez terminó en una convulsión. . . . La ceguera que la acompañó pudo ser postictal" (que es el período de recuperación del estado de confusión inmediatamente después de una convulsión).[1] Pero, afortunadamente, otros estudiosos refutan esta teoría de las convulsiones en el camino a Damasco, en la misma revista, quienes no se explican cómo los compañeros de Pablo oyeran la voz (Hechos 9:7), vieran la luz (Hechos 22:9) y cayeran al suelo (Hechos 26:14). Tampoco hay ningún otro lugar en todas las cartas de Pablo (libros) en las que este autor tan transparente mencione alguna vez tener epilepsia. ¡He escrito muchos libros y puedo decirle que todas mis sagas anteriores (y triunfos a través de ellas) se incluyeron en casi todos!

La conclusión es que la espina de Pablo no es literal. Es una metáfora de *algo* literal. Si yo, en una carta detallada de diez páginas y seis mil palabras, le dijera a un amigo: "Estoy 'enferma y cansada'", ¿los que lo lean cien años después pensarán que yo estaba literalmente enferma? ¿Y literalmente cansada? ¿Comprenderán incluso que estaba simplemente cansada emocionalmente? Lo harán si leen el resto de mi larga carta. Así que veamos el resto de esta porción de la carta de 6.239 palabras de Pablo a los griegos.

El *"dónde" es el cuerpo Pablo.* En primer lugar, debemos considerar algunas opiniones modernas sobre la elección que Pablo hace de "el cuerpo". El *cuerpo* es la palabra griega *sarx* y significa todo desde "la sustancia blanda del cuerpo vivo, que cubre los huesos y está impregnada de sangre en los hombres y en los animales" hasta "la simple naturaleza humana, la naturaleza terrenal del hombre aparte de la influencia divina, y por lo tanto propensa al pecado y opuesta a Dios". Así que ésta puede ser una palabra del cuerpo o de la mente. Aquellos que creen que este *aguijón* era una enfermedad corporal, afirman que *sarx* se refiere a una palabra del cuerpo y abogan por un defecto sensorial, señalando las pruebas del deterioro de la visión a través del fracaso de Pablo en reconocer al Sumo Sacerdote (Hechos 23:1-5), sus letras grandes (Gálatas 6:11) y el deseo de los Gálatas de poder sacarse los ojos y dárselos a Pablo (Gálatas 4:15). Pero otros, y me incluyo a mí misma, creen que Pablo usó *sarx* como una palabra relacionada con la mente, refiriéndose a su "naturaleza humana, la naturaleza antigua del hombre, separada de la influencia divina". Así que usó un término metafórico para describir una lucha interna, cuando dijo *skolops sarx* (traducido como "espina en el cuerpo"). Retrocedamos dos versículos y vayamos al griego, para aquellos que todavía piensan que Pablo tenía una enfermedad ocular, señalando a Gálatas 4:15, donde hace referencia a los gálatas que están dispuestos a sacarse los ojos para dárselos. Gálatas 4:13 (RVR1960) dice: "Pues vosotros sabéis que a causa de una enfermedad del cuerpo os anuncié el evangelio al principio".

Enfermedad es la palabra griega *astheneia* y significa "falta de fuerza, debilidad, dolencia; la debilidad y fragilidad innata del cuerpo, quebranto de salud o enfermedad". Algunas traducciones usaban la palabra *debilidad* en lugar de "enfermedad", y sin embargo, en ninguna parte se encuentra en el griego original. La palabra también significa "falta de fuerza y capacidad del alma para soportar pruebas y dificultades". Una vez más, esto puede ser una palabra relacionada con el cuerpo o la mente. Combinadas, esto sugiere que se trata de alguien que es débil en cuerpo y mente, y por lo tanto apunta directamente a una horrible lapidación que Pablo acabó de recibir. Se refiere básicamente en Gálatas 4 a la lapidación que ocurrió en Hechos 14:19-20, justo antes de llegar a Galacia. La lapidación le hirió tanto que se le dio por muerto, pero luego el versículo 20 dice que los discípulos le rodearon y él se levantó, partiendo para Derbe en compañía de Bernabé.

Bueno, los eruditos durante los siglos coinciden en que las iglesias de Galacia estaban en el sur de Galacia y que un viajero habría tenido que pasar a través de las Puertas Cilicias y Derbe para llegar allí. Por lo tanto, mi hipótesis es que Pablo llegó a Galacia, débil en cuerpo y mente, después de una horrible lapidación, necesitando recuperación, y ésta era la enfermedad *astheneia* a la que hace referencia en Gálatas 4:13, y posiblemente incluso a ¡la necesidad de un nuevo par de ojos en el versículo 15! Esto también explica convincentemente las cicatrices que Pablo menciona más adelante en Gálatas 6:17 "Por lo demás, que nadie me cause más problemas, porque yo llevo en el cuerpo las cicatrices de Jesús".

Pero, ¿ve que esto no era una enfermedad crónica (en curso)? Para que alguien crea que este pasaje de Gálatas 4:13 era una enfermedad ocular, él o ella debe primero estar predispuesto al pensamiento equivocado de que Pablo tenía una enfermedad crónica, para lo cual muchos señalan desafortunadamente la referencia de la espina en 2 Corintios para corroborarlo. Pero note de nuevo lo anteriormente citado en Gálatas 4:13, donde Pablo dice que predicó "al principio" debido a una enfermedad, indicando que no era una dolencia permanente en absoluto, sino algo temporal (como las heridas de una lapidación) que ya se habían sanado.

Así que si esta espina en el cuerpo no es una enfermedad crónica, ¿qué fue y por qué Pablo escogió este lenguaje? Bueno, lo que la mayoría de la gente no se da cuenta es que el lenguaje bíblico "espina en el cuerpo" o "espina en el costado" no se originó con Pablo, y lo vemos inicialmente en el Antiguo Testamento.

Moisés dijo en Números 33:55 (RVR1960): "Y si no echareis a los moradores del país de delante de vosotros, sucederá que los que dejareis de ellos serán por *aguijones en vuestros ojos y por espinas en vuestros costados*, y os afligirán sobre la tierra en que vosotros habitareis" (énfasis añadido). Jueces 2:3 (NTV) dice: "Ahora declaro que ya no expulsaré a los pueblos que viven en la tierra de ustedes. Ellos les serán *espinas clavadas en el costado*, y sus dioses serán una tentación constante para ustedes" (énfasis añadido).

Josué 23:13 (RVR1960) dice: "Sabed que Jehová vuestro Dios no arrojará más a estas naciones delante de vosotros, sino que os serán por lazo, por tropiezo, por azote para vuestros costados y por *espinas para vuestros ojos*, hasta que perezcáis de esta buena tierra que Jehová vuestro Dios os ha dado" (énfasis añadido). ¿Dice la Palabra de Dios que Moisés, Samuel, Josué y todo Israel iban a tener literalmente espinas en sus ojos o costados? No, y tampoco dice eso de Pablo. Pablo habría conocido esta fraseología bíblica y la habría sacado de allí.

Abordaremos mañana lo que fue esta aflicción inconveniente para Pablo. Le daré pasajes bíblicos y tendrá una elección que tomar. Pero por hoy, abra su corazón a la idea de que Dios no tenía planes para que Pablo estuviera enfermo, ni Él los tiene para usted.

Las toxinas emocionales correspondientes

Las personas que interpretan erróneamente el pasaje de la espina de Pablo (del cual yo fui una) son frecuentemente víctimas de las malas enseñanzas y luchan con la confusión, la duda y el orgullo (si se niegan a considerar una nueva interpretación). Oremos ahora para que Dios renueve su espíritu y mente de estas posibles influencias y le ayude a fijar nuevos estándares que beneficiarán su fe:

> *Señor, busco la verdad. Es crucial para tu iglesia interpretar correctamente el pasaje de la espina de Pablo, porque su mala interpretación posee el poder de deslegitimar la obra misma de la cruz. Dame una mente para entender y discernir, y te entrego cualquier confusión, duda u orgullo que haya acumulado en el tiempo, con respecto a este pasaje. En el nombre de Jesús, Amén.*

La correlación con la desintoxicación física

Nos centraremos hoy específicamente en el sistema inmunológico.

Desayuno	Sorbo púrpura inmunológico Lama la cuchara
Jugo de media mañana	Jugo Cuatro guales
Almuerzo	Sofrito Toma cinco
Merienda	Tome libremente la merienda de sus frutas y hortalizas púrpuras y verdes

Cena	Elija una fruta u hortaliza verde y una púrpura (véanse las recetas para tener ideas de la preparación); acompañe con arroz integral o quinua mezclado con las especias y frutos secos de la sección o fríjoles
Copa para cerrar la noche	Té de desintoxicación

Bendición de cierre

Que Dios limpie su sistema inmunológico mientras le pide que limpie su mente de todas las interpretaciones erróneas de la espina de Pablo en el cuerpo.

DÍA 16

Toxina espiritual: Las tribulaciones que obran a su favor (La espina de Pablo, Segunda Parte)

Pablo les dijo anteriormente a los corintios, antes de toda esta conversación de la "espina", en la segunda carta a los Corintios: "Porque esta leve tribulación momentánea produce en nosotros un cada vez más excelente y eterno peso de gloria" (4:17 RVR1960). Así que vemos que nuestras tribulaciones obran a nuestro favor. Piense en ellas como empleados temporales contratados para hacer un trabajo, despedidos una vez que se cumple su propósito. Pero, ¿quién los contrata? ¿Dios? ¿satanás? ¿usted? ¿Y por qué permitiría Dios esta contratación si conduce a un sufrimiento? Indagaremos más sobre el sufrimiento mañana, pero por hoy, debemos primero profundizar en la espina de Pablo, porque tiene una clave para usted. He aquí otra vez 2 Corintios 12:7-8:

> Para evitar que me volviera presumido por estas sublimes revelaciones, una espina me fue clavada en el cuerpo, es

decir, un mensajero de satanás, para que me atormentara. Tres veces le rogué al Señor que me la quitara.

Examinamos ayer el "qué" y el "dónde" de la espina de Pablo, centramos hoy nuestra atención en el "quién" y el "por qué". ¿Quién cree que le puso a Pablo esta espina en el cuerpo, este "aguijón" en su "cuerpo y alma"? ¿Fue Dios? ¿o satanás? Determinar esto nos ayudará a responder el "por qué", el cual es el motivo del dador.

1. Un mensajero (quién)

2. El motivo (por qué)

El "quién" *es un mensajero de satanás*. El texto de 2 Corintios 12:7 es bastante claro y sencillo. Dice que la espina en el cuerpo es "un mensajero de satanás". *Mensajero* es la palabra griega *aggelos* y significa "un mensajero, emisario, alguien enviado, un ángel, un mensajero de Dios". Aparece ciento ochenta y seis veces en el Nuevo Testamento. Se traduce como "ángel", en ciento setenta y nueve de estas citas y como "mensajero" en siete. Nunca expresa otra cosa. No hay ningún ejemplo contextual en el que pueda ser otra cosa que no sea un ser viviente y sensible, al examinar todos estos ciento ochenta y seis usos. Así que ahí está: ¡la espina de Pablo en el cuerpo no era un "qué" en absoluto (incluyendo una enfermedad), sino un "quién"!

Pero usted pregunta: "Si esa definición griega es correcta, ¿cómo puede 'un mensajero de Dios' ser una fuente maligna de angustia?". Bueno, recuerde que la totalidad de esa definición también incluye "mensajero, alguien enviado, un ángel", y así, como el texto exacto de la Biblia dice: "un mensajero [*aggelos*] de satanás", vemos claramente que este debe haber sido un ángel oscuro, "un mensajero de satanás enviado para atormentar". De hecho, la traducción del versículo 8 en la versión Reina Valera de 1960 dice: "respecto a lo cual tres veces he rogado al Señor, que *lo* quite de mí" (énfasis añadido).

No "la". "A él". Pero la otra cara de la moneda de este "quién" es. . . ¿Quién hizo el envío? ¿Dios o el mismo satanás? El texto *no* dice que satanás envió al mensajero. Comienza con "me fue *dada*" que es el vocablo griego *didōmi* y entre otras cosas, significa "entregar al cuidado, confiar, encomendar". Así que este demonio fue enviado por alguien a quien le entregaron el cuidado de Pablo. Se lo encomendaron. ¿Pero a quién? Encontramos la respuesta en el "por qué".

El "por qué" es el motivo. Me doy cuenta que hay varios de mis compañeros maestros bíblicos carismáticos que creen que satanás estaba detrás del envío de este mensajero, pero hay un argumento convincente de por qué creo que Dios ("encomendó") a Pablo al mensajero de satanás. En primer lugar, las palabras iniciales del texto de 2 Corintios 12:7 revelan el motivo del dador: "para impedir que me enalteciera". Así que, le pregunto: ¿Querría satanás realmente mantener bajo control el orgullo de Pablo? ¿querría el diablo impedir que Pablo pecara? No. Así que vemos que Dios es el cerebro detrás de este plan. Él lo "entregó", y Pablo lo sabía, porque Dios es a quien Pablo acudió tres veces para pedir que se lo quitara. Las revelaciones celestiales de Pablo fueron tan magníficas que la espina (el mensajero) iba a mantener humilde a Pablo, y, mire que sí funcionó, porque ¡Pablo se mantuvo lleno de humildad!

Pero la segunda razón por la que esta teoría de Dios como el dador tiene sentido es porque la palabra griega *didōmi* ("dar") revela que Dios "encomendó" a Pablo a este ángel oscuro. ¿Por qué? Para que Pablo tuviera la autoridad (y creciera en el entendimiento de su autoridad) sobre el mensajero oscuro. Este ente no tenía autoridad sobre Pablo, porque el Señor nunca permitiría que un ser satánico tenga autoridad sobre uno de sus hijos. Dios conocía el futuro y ya sabía que Pablo no se volvería orgulloso. Recuerde también que Dios no permitió que satanás probara a Job para evitar que pecara, sino para demostrarle a satanás que él *no* pecaría (y Job no lo hizo). Lo mismo ocurrió aquí con Pablo. Estoy convencida que Dios permitió que este mensajero atormentara a Pablo, pero al final, el plan de Dios era que él aprendiera que este ángel oscuro, y otros como este, estaban bajo su autoridad. De hecho, esta palabra *didōmi* es exactamente la misma palabra "dar" usada en otros pasajes bíblicos en los que Dios da a los cristianos la autoridad sobre los demonios:

> He aquí os doy [*didōmi*] potestad de hollar serpientes y escorpiones, y sobre toda fuerza del enemigo, y nada os dañará.
>
> Lucas 10:19 RVR1960

> Entonces llamando a sus doce discípulos, les dio [*didōmi*] autoridad sobre los espíritus inmundos, para que los echasen fuera, y para sanar toda enfermedad y toda dolencia.
>
> Mateo 10:1 RVR1960

> Y a ti te daré [*didōmi*] las llaves del reino de los cielos; y todo lo que atares en la tierra será atado en los cielos; y todo lo que desatares en la tierra será desatado en los cielos.
>
> Mateo 16:19 RVR1960

Así que Dios "dio y encomendó" (didōmi) a Pablo a este mensajero oscuro. Desempeñó un propósito en el ministerio de Pablo. Pero, ¿qué hizo realmente este mensajero para hacer tan difícil a veces la vida de Pablo? Pablo ya nos dijo en los versículos 9-10 del pasaje de 2 Corintios 12 (RVR1960):

> Por tanto, de buena gana me gloriaré más bien en mis debilidades, para que repose sobre mí el poder de Cristo. Por lo cual, por amor a Cristo me gozo en las debilidades, en afrentas, en necesidades, en persecuciones, en angustias; porque cuando soy débil, entonces soy fuerte.

Pablo usa aquí la palabra *debilidades*, así que algunos citan esto como prueba de que él estaba describiendo una enfermedad crónica. Pero la palabra griega es *astheneia* (que aprendimos ayer), y significa "falta de fuerza, debilidad, dolencia; la debilidad y fragilidad innata del cuerpo, quebranto de salud o enfermedad". También significa "falta de fuerza y capacidad del alma para soportar pruebas y dificultades". Combinadas, estas implican a alguien débil en cuerpo y mente (alma). Es cierto que la definición ofrece las opciones de "enfermedad" y "debilidad", pero me imagino que las lapidaciones, los ayunos y la desnudez de Pablo en el frío lo debilitaron y enfermaron (por no hablar del mareo), ¿sí? Esto queda demostrado en el capítulo 11, en el que describe sus debilidades (*astheneia*), ninguna de las cuales es una enfermedad crónica:

> Tres veces me golpearon con varas, una vez me apedrearon, tres veces naufragué, y pasé un día y una noche como náufrago en alta mar. Mi vida ha sido un continuo ir y venir de un sitio a otro; en peligros de ríos, peligros de bandidos, peligros de parte de mis compatriotas, peligros a manos de los gentiles, peligros en la ciudad, peligros en el campo, peligros en el mar y peligros de parte de falsos hermanos. He pasado muchos trabajos y fatigas, y muchas veces me he quedado sin dormir; he sufrido hambre y sed, y muchas veces me he quedado en ayunas; he sufrido frío y desnudez. Y, como si fuera poco, cada día pesa sobre mí la preocupación por todas las iglesias. ¿Cuando alguien se siente débil, no comparto yo su debilidad? ¿Y, cuando a alguien se le hace tropezar, no ardo yo de indignación?
>
> 2 Corintios 11:25-29 NVI

¡Las debilidades de Pablo (*astheneia*) fueron los peligros y las persecuciones que sufrió a causa del Evangelio! Además, dijo antes que se jactaría en sus "debilidades", en plural, y si usted va a declarar que Pablo tenía una enfermedad crónica, tendrá que afirmar que tenía varias. Más ejemplos de estas persecuciones *astheneia* se encuentran en Hechos 9:23, 26-29; 13:6-12, 44-50; 14:1-19; 16:12-40; 17:1-14; 18:1-23; 19:23-31; y 20:3.

Para aquellos que todavía insisten en que estas "debilidades" eran enfermedades crónicas, debe señalarse que todas las demás traducciones importantes de la Biblia eligieron la palabra *debilidades* y no *enfermedades*, incluyendo la NVI, la NBLH, la RVC, la RVR1960, la NTV, la DHH, la LBLA y más. Las persecuciones de Pablo lo debilitaban a veces. ¿Le pasa a usted lo mismo? Por supuesto.

Así que no se le permitió jactarse de sí mismo, pero *sí* se le permitió jactarse de sus debilidades, las cuales detalló minuciosamente en los muchos pasajes que acabo de enumerarle.

Los cristianos han tratado demasiado durante los años de permanecer enfermos. Si bien les encantaría en su corazón dejar las muletas, apuntar hacia adentro las señales de la discapacidad y deshacerse de sus medicinas, casi siempre, cuando no llega la sanidad, comienzan a reorganizar las Escrituras para que concuerden con su experiencia. Pensaría que tomaría menos energía aceptar los más de mil versículos sobre la sanidad en las Escrituras, que indagarlas por todas partes en busca de pruebas de que Pablo estaba enfermo. ¿Por qué queremos pasar tanto tiempo demostrando que Dios quiere que permanezcamos enfermos? He aquí la razón: Nos ayuda a sentirnos mejor cuando, la sanidad no llega rápidamente. Nos permite darnos por vencidos. El enemigo sonríe, porque ha convencido a más de una persona para que no pelee contra él. Y no tuvo nada que hacer sino susurrar.

Si estuviéramos en una corte de justicia y se enjuiciara a Dios por no cumplir Su promesa como Jehová-Rapha ("el Señor que sana"), el juez vería toda la evidencia bíblica de sus sanidades en la Biblia, permitiría que se presentaran los testimonios actuales de su poder sanador continuo y luego miraría este pequeño pasaje bíblico sobre la espina de Pablo y anularía su admisión como evidencia legítima de mala conducta, descartaría el caso, condenaría al demandante de perjurio y declararía no culpable a Dios. ¡Caso cerrado!

Este tormento era una espina en el costado de Pablo, pero Pablo era también una espina en "este" costado. Del mismo modo, usted puede ser una espina en el costado de cualquiera de los mensajeros de satanás que encuentre en la vida. Aprenderemos mañana cómo funcionó la espina en la vida de Pablo y cómo él puso el sufrimiento a obrar a su favor. ¡Recuerde, las tribulaciones obran a su favor!

Las toxinas emocionales correspondientes

Las personas que viven bajo constante tribulación luchan con las emociones de desesperanza, desdicha, estrés y angustia. Oremos ahora para que Dios renueve su mente y espíritu de estas posibles influencias y le ayude a fijar nuevos estándares que beneficiarán su fe:

> *Señor, no soy ajeno a la tribulación, pero tampoco Tú lo fuiste. Veo cómo tus tribulaciones obraron a tu favor, y creo que puedo dominar y hacer caso omiso también de las mías. Te entrego cualquier desesperación, desdicha, estrés y angustia que encuentre. Me llamo a mí mismo bendito. En el nombre de Jesús, Amén.*

La correlación con la desintoxicación física

Terminaremos hoy de limpiar el sistema inmunológico. Repita el esquema de alimentación de ayer, experimentando con los colores de esta sección.

Bendición de cierre

Que Dios bendiga esta desintoxicación y limpie su sistema inmunológico, que fue concebido para ayudarle a su cuerpo a luchar contra las tribulaciones físicas. Del mismo modo, que Dios le dé las claves para librar su vida de las tribulaciones que le atormentan, poniéndolas mientras tanto a obrar a su favor.

DÍA 17

Toxina espiritual: ¿Por qué Dios permite el sufrimiento? (La espina de Pablo, Tercera Parte)

Tal vez usted padezca alguna enfermedad crónica en su cuerpo o ame a alguien que la padece. ¿Alguna vez se ha preguntado: "por qué, Dios"? ¿Alguna vez ha indagado en su Palabra y clamado por las respuestas a su sufrimiento? ¡Si es así, bien hecho, porque mucha gente no lo hace! Escuchan un sermón bien intencionado que hace referencia a la espina de Pablo, como una enfermedad crónica, para la cual él pidió sanidad y le fue negada tres veces, y se alejan racionalizando que ésta es la explicación de por qué no fueron sanados. Pidieron, y nada cambió, por lo que asumieron que la respuesta era no. Pasaron por alto el "espere y verá" o "aprenda a reprender al enemigo" o "deje que alguien le imponga las manos". Ya sea eso, o escucharon el sermón interpretado de manera desalentadora sobre la espina y pensaron: *¿Por qué molestarnos por pedir sanidad en absoluto?* O tal vez son demasiado perezosos o están muy ocupados para buscarla por su cuenta en las Escrituras y aprender la verdad liberadora. No lo han hecho porque no lo piden. Así que permanecen enfermos.

Pero hay otro grupo, uno que es aún más peligroso para la integridad del Evangelio completo. Son los que oyen esta teoría incorrecta de la espina y no sólo la aceptan, sino que la usan como una insignia. Su insignia dice: "Déjeme en paz. Dios quiere que yo esté enfermo". Me causa tristeza, cuando lo veo, lo oigo o lo detecto. Se transige con la cruz.

No es Dios quien les permite su sufrimiento en este caso, sino son ellos mismos. ¿No ven los innumerables pasajes de la Biblia desde el Génesis hasta el Apocalipsis sobre la sanidad divina? Muchos de ellos lo hacen. Entonces, ¿por qué no creen? ¿Qué sucedió? Es obvio que dos toxinas principales han infectado su fe: (1) Ellos o alguien a quien amaban permanecieron enfermos o incluso murieron después de orar por una sanidad, y/o (2) escucharon el mensaje de la espina de Pablo predicado erróneamente y aceptaron una enseñanza incorrecta. Es por ello que trato con ambos temas en este libro. Quiero llegarle a esa multitud. Solía estar entre ella.

¡Oh, cómo me hubiera gustado nunca haber oído esta enseñanza incorrecta de niña, desde el púlpito, en una conversación, en un devocional, y en su lugar hubiera encontrado este pasaje sin sesgos! ¡A partir del texto, no se me habría pasado por la mente que Dios quería que Pablo padeciera una enfermedad crónica! Lo habría interpretado tal y como estaba concebido, sobre todo después de estudiar los significados griegos de las palabras claves como lo hicimos aquí, y me habría librado de décadas de sufrimiento. Pero no lo sabía. Fui perezosa y no estudié la Palabra de Dios sobre la sanidad. Dios no permitió mi sufrimiento. Fui yo la que lo permití.

Algunas enseñanzas bien fundadas sobre la espina de Pablo se cruzaron finalmente con una repentina necesidad urgente que yo tenía de ser curada, cuando tenía casi treinta años de edad. Relato la historia completa en el libro *Seeing the Voice of God*, pero basta con decir que me desesperé, y la desesperación es la cura para la duda y la pereza. Me sentí tan aliviada al saber que la frase metafórica de Pablo de *la espina en el cuerpo*; *un mensajero de satanás* no era una enfermedad en absoluto, sino las debilidades y persecuciones provocadas por ser un seguidor de Jesús y promover el Evangelio. Esto cambió todo el enfoque de mis oraciones y me catapultó hacia el camino de la sanidad que me hizo ser quien soy ahora. ¡Una versión más saludable que nunca!

Pero a veces me pregunto si Pablo está en el cielo viendo a miles de millones de personas leer su pasaje sobre la espina y pensando: *¿Por qué escogí esas palabras? ¿Por qué fui tan metafórico?* Dios sabe que he lamentado uno que otro correo electrónico. O a veces me pregunto si los traductores que eligieron la palabra *enfermedad* están en el cielo viendo estos debates espinosos y adivinando sus interpretaciones. ¡Probablemente no, y no sugiero incurrir en error en nombre de ninguno! De hecho, creo que Dios pudo haberlo dejado un poco ambiguo por alguna razón. La prueba de esto es que todos los eruditos que afirman enfáticamente que esto es una enfermedad física ni siquiera pueden ponerse de acuerdo en lo que es. ¿Epilepsia? ¿Una enfermedad ocular oftálmica? ¿Tartamudeo? ¿Malaria? ¿Lepra? ¿Depresión? ¿Dolores de cabeza? ¿Histeria? ¡Vaya! Parece cristalino, ¿verdad? La especulación es equivocarse de plano. La razón por la que no pueden ponerse de acuerdo sobre una enfermedad es porque *no* era una enfermedad. Pablo no estaba enfermo, estaba bajo un ataque espiritual de parte de un antagonista demoníaco, que ejerció presión en tantas personas como pudo para derribarlo. Lo que el enemigo no anticipó es que mientras estaba tan ocupado persiguiendo a Pablo, se registraba palabra por palabra, epístola por epístola, una documentación completa de las victorias de Pablo sobre él, que ahora conforman más de dos tercios del Nuevo Testamento leídos por miles de millones de creyentes en los continentes que Pablo nunca supo que existían. Pablo tuvo una victoria aplastante.

Pablo enumeró varias veces las "debilidades" por la persecución en las Escrituras. ¿Y por qué Dios le negó a Pablo librarlo de ellas las tres veces que lo pidió? Porque Dios no nos libra de la persecución. Jesús nos dijo que la padeceríamos, como Él la padeció. Y Pablo lo reitera en 2 Timoteo 3:12 (RVR1960): "Y también todos los que quieren vivir piadosamente en Cristo Jesús padecerán persecución". *Pero* la gracia de Dios nos basta, así como fue suficiente para Pablo y como lo fue para Jesús.

La verdad es que, si Dios detuviera toda persecución, Saulo nunca se habría convertido en Pablo. Dios permitió que Esteban fuera apedreado hasta la muerte, y Hechos 7:58 dice del encuentro: "Y echándole fuera de la ciudad [a Esteban], le apedrearon; y los testigos pusieron sus ropas a los pies de un joven que se llamaba Saulo" (RVR1960). Saulo tiene su encuentro en el camino a Damasco y se convierte en Pablo, al comienzo del capítulo 9, pero en el capítulo 8, todavía se le ve a Saulo persiguiendo a los cristianos. El resto es historia. Pero todo comenzó con la persecución y lapidación de Esteban.

Está claro que la espina en el cuerpo de Pablo fue la persecución. La persecución del diablo para impedirle predicar el Evangelio, y permitida por Dios para asegurarse que Pablo se aferrara a Él. ¡Ahora *eso* es lo que yo llamo usar lo que el enemigo dispuso para el mal con el fin de hacer el bien!

Las toxinas emocionales correspondientes

Las personas que cuestionan por qué Dios permite el sufrimiento a veces luchan con los sentimientos de la duda, la incertidumbre y la ira. Oremos ahora para que Dios renueve su espíritu y mente de estas posibles influencias y le ayude a fijar nuevos estándares que beneficiarán su fe:

> *¡Dios Padre, en pocas palabras, odio el sufrimiento! A veces me enojo cuando sufro, porque Tú eres mi padre y espero que me rescates. Ayúdame a ver que ya me rescataste a través de tu obra culminada en la cruz, y que depende de mí ejercer tu victoria. Tú no me eximirás de las persecuciones más de lo que hiciste con tu propio Hijo, ¡pero tú me capacitarás para vencerlas, una a una! Ésta*

es la cura para mis dudas e incertidumbres, y para las personas que me observan. En el nombre de Jesús, Amén.

La correlación con la desintoxicación física

Nos centraremos específicamente hoy y mañana en el sistema linfático.

Desayuno	La sidra Bazo limpio
Jugo de media mañana	Tónica guerrera
Almuerzo	Sopa de desintoxicación Elija seis
Merienda	Tome libremente la merienda de sus frutas y hortalizas púrpuras y verdes
Cena	Elija una fruta u hortaliza púrpura y una verde (véanse las recetas para tener ideas de la preparación); acompañe con arroz integral o quinua mezclado con las especias y frutos secos de la sección o fríjoles
Copa para cerrar la noche	Té de desintoxicación

Bendición de cierre

Que Dios fortalezca su sistema linfático y refuerce su fe a medida que usted le busque en relación con sus sufrimientos.

DÍA 18

Toxina espiritual: La guerra contra el bienestar

Hemos hablado esta semana de cómo Dios es nuestro Sanador de las enfermedades y nuestro Redentor de los problemas, pero no nuestro supresor de la persecución. Segunda de Timoteo 3:12 (RVR1960) dice: "Y también todos los que quieren vivir piadosamente en Cristo Jesús padecerán persecución", y a veces la persecución viene en forma de ataques a nuestro cuerpo (como las muchas palizas de Pablo, su lapidación y otras "debilidades *astheneia*"). Al igual que Pablo, Dios ciertamente no me libró de la espina de la persecución, pero Él me enseña a luchar y me permite asociarme con Él en la oración por mi redención. De hecho, Él me libró de una, mientras escribía estas páginas.

Escribía la sección sobre las toxinas de la salud, durante la semana de mi trigésimo primer aniversario de boda, y tomé un descanso de dos días para que Chris y yo pudiéramos escaparnos a nuestra posada favorita, Butterfly Meadows Inn and Farms en Franklin, Tennessee. Me surgió al regresar un dolor de espalda punzante, y no pude moverme al segundo día. No podía pararme, ni caminar sin ayuda. Nunca había tenido problemas de espalda y estaba perpleja. De hecho, la última vez que tuve una lesión en la espalda fue mientras escribía *Seeing the Voice of God*, cuando tuve una caída inesperada, me fracturé una costilla y se me perforó un pulmón, que me dejó con reposo total en cama. ¡La mayoría de ese libro lo escribí allí! Bueno, aquí nuevamente estaba yo. Mi cama se convirtió en mi escritorio, y ni siquiera podía levantarme para comer con mi familia ni para disfrutar de todos mis hijos y nietos que se reunían para la Pascua. Lo único totalmente indoloro eran mis dedos, que afortunadamente era lo único que necesitaba para seguir escribiendo, pero me di cuenta de lo que el enemigo hacía, cuando uno de mis dedos comenzó a adormecerse. Andaba tras mis dedos, por lo que me golpeó en la espalda de manera que un nervio pinzado entumeciera y paralizara mis manos. No quería que yo escribiera este libro.

Entonces tuve otra revelación: Esto tuvo algo en común con la última vez que estuve en reposo en cama, y no sólo fue que se tratara de una lesión en la espalda. Era que estaba escribiendo sobre el cuerpo y la salud en ambas ocasiones. Hay dos capítulos médicos en *Seeing the Voice of God* que contienen información sobre los ciclos del sueño, una entrevista con un médico que estudia el sueño, sobre cómo dormir mejor y cómo usar la nutrición para recordar mejor los sueños. Mi lesión ocurrió mientras escribía esos capítulos sobre la salud, y ahora aquí estaba yo otra vez, escribiendo para alentar a las personas que necesitaban sanidad, y yo estaba metida en una cama viviéndolo. ¡Me enojé! Surgió dentro de mí orar para hacer guerra espiritual, y alerté a mi equipo de intercesión, pidiéndoles que también lo hicieran. Un grupo de doce personas empezamos a orar.

Mi hija Jeorgi llegó también a la puerta como una hora más tarde, cojeando, encorvada, con dolor de espalda. ¡Y luego Chris se dislocó el hombro y tuvo que ir donde un quiropráctico para encajarlo de nuevo! No tuvieron tiempo para verme ni a Jeorgi ese día, así que no pudimos hacer nada, y yo nunca había recibido atención quiropráctica de todos modos. Lo único que podíamos hacer era orar. De alguna manera me arrastré desde la cama y grité, "¡Diga el débil: fuerte soy!". Actualicé al equipo intercesor con las noticias y les pedí que siguieran orando. Volví a la cama y seguí escribiendo sobre la espina de Pablo (riéndome entre dientes ante el daño que debía estar haciendo al reino de las tinieblas con respecto a este tema).

De repente, noté que el viento soplaba fuerte afuera. Luego hubo truenos y un aguacero. Puse las noticias y efectivamente, se emitían advertencias de tornados en mi área. Vivo en una pequeña zona residencial a las afueras de una ciudad grande, así que es extraño ver el nombre de nuestro pequeño barrio en las noticias, pero allí estaba, y nos advertían de la formación de nubes embudo y nos instaban a encontrar refugio. Envié mensajes de texto a todos mis hijos dondequiera que estuvieran para que se aseguraran de estar a salvo.

Todo afuera estaba muy tranquilo. He sobrevivido a cinco décadas de temporadas de tornados en Nashville y sé que esto significa que lo peor está a punto de venir. La calma antes de la tormenta. Volvieron los vientos, y miramos las noticias hasta que pasara el peligro. No tuvimos ningún daño, pero una amiga del equipo de oración, Christina, vio que el tornado impactó el patio de su vecino, pasó por alto su casa e impactó la siguiente casa. Estuvo a salvo. Nosotros también. Entonces me puse de pie y noté algo asombroso. Desapareció por *completo* mi dolor de espalda.

Al igual que en la historia de las lesiones en la espalda que relato en el libro *Seeing the Voice of God*, salté de un lado a otro, me toqué los dedos de los pies y no sentí ningún dolor. Dios sanó mi costilla rota y volvió a inflar en tres días mi pulmón colapsado, la vez pasada (confirmado por los rayos X en el quinto día) y esta lesión de la espalda sólo tomó dos días. Me sentí tan bien que decidí seguir adelante y hacer mis ejercicios diarios. Al final de mi sesión de entrenamiento, yo hacía niveles avanzados. Dios hizo un milagro. ¡Estaba completamente restaurada!

¡Les digo que la oración es poderosa y Dios es el meteorólogo! A veces los dos colisionan. Se agitan los cielos, cuando usted guerrea en oración. Creo que incluso esto puede afectar el clima. Lo he visto una y otra vez en mi propia vida, y usted lo puede ver en las

Escrituras. El terremoto durante la crucifixión de Jesús, los vientos que separaron las aguas del Mar Rojo, y otros.

Quizás piense que le gustaría que Dios hiciera las cosas por usted sin que tuviera que pedirlas. A lo que yo respondo, ¿tuvo que pedir la salvación? Dios no "hace la salvación" por usted, y Él no le va a "hacer la sanación" por usted.

Y pase lo que pase, no le ruegue a Dios por sanidad. Él ya pagó por su sanidad en la cruz por medio de Jesús. La palabra griega para *salvación* es *sozo* y significa "salvar, sanar y remitir". Así que si usted ve la palabra salvado o sanado en el Nuevo Testamento, lo más probable es que se trate de esta pequeña palabra *sozo*. Por ejemplo: "y le rogaba mucho, diciendo: Mi hija está agonizando; ven y pon las manos sobre ella para que sea salva [*sozo*] y vivirá. (Marcos 5:23 RVR1960); "El que creyere y fuere bautizado, será salvo [*sozo*]" (Marcos 16:16 RVR1960).

Así que vemos que cuando Jesús le dio a usted el regalo de la salvación, la sanidad estaba en el mismo paquete. Tal vez usted no sabía que estaba allí, ¡pero ahora sí lo sabe! De modo que ahora puede ver que la guerra contra el bienestar es en realidad una guerra contra su salvación misma, así como contra el Evangelio completo. satanás odia el paquete *sozo* y tratará con vehemencia de robárselo. ¡Recupérelo! ¡Póngase firme y luche! ¡Levante su espada y ore conforme a la Palabra!

Comenzamos esta sección con los diez mandamientos de sanidad y algunos de mis pasajes bíblicos favoritos sobre la sanidad, y ahora concluimos con un desafío para que lo use en la guerra para su bienestar. No hay manera de evitarlo: La oración en la batalla consiste en "comer sus hortalizas", de curarse cuando hay resistencia. Es hora de ceder y empuñar.

Las toxinas emocionales correspondientes

Las personas que tienen que luchar constantemente por la buena salud se ocupan de sentimientos continuos de duda, cansancio, decepción y frustración. Oremos ahora para que Dios renueve su espíritu y mente de estas posibles influencias y le ayude a fijar nuevos estándares que beneficiarán su fe:

> *Señor, no hay duda que Tú eres mi Sanador, después de leer tus pasajes bíblicos de sanidad en esta sección. Pero el enemigo se opone a mí con cada paso, y a veces estoy tentado a dudar. ¡Pero no dudaré más! ¡Y también me niego a estar cansado, decepcionado o frustrado! Me levantaré, lucharé y recuperaré hoy mi salud. Estoy sano, en el nombre de Jesús. ¡Amén!*

La correlación con la desintoxicación física

Terminaremos hoy de limpiar el sistema linfático. Repita el esquema de alimentación de ayer, experimentando con los colores de esta sección.

Bendición de cierre

Que Dios complete la limpieza de su sistema linfático, a medida que usted gana la guerra contra el bienestar, y así como su sistema linfático le ayuda a eliminar las toxinas de su cuerpo, que la revelación que adquiere en esta sección le permita ayudar a librar *al* Cuerpo de Cristo de sus malentendidos sobre el Evangelio de sanidad.

SECCIÓN

6

LAS TOXINAS DE LAS RELACIONES

(Desintoxicación física: sistemas cardiovascular, circulatorio y tegumentario)

El énfasis espiritual: Sanar el corazón del dolor producto de las relaciones, al tiempo que ofrecer ideas prácticas para la reconciliación y la unidad familiar que restaurarán la fe de todos los implicados

Los sentimientos asociados con estas toxinas: el rechazo, la negligencia, la depresión, la inseguridad, la ira, el desaliento, el miedo, la impaciencia, la humillación, el desprecio, la culpa, la vergüenza, la soledad, la pena, el dolor, el desaliento, el fracaso

Los sistemas corporales que se desintoxican:

Días 19 y 20: Cardiovascular (corazón, vasos sanguíneos: arterias, capilares, venas)

Días 21 y 22: Circulatorio (sangre, todos los vasos)

Días 23 y 24: Tegumentario (piel, cabello, uñas, glándulas sudoríparas)

Colores de la sección

Además de las hortalizas y frutas de color verde especificadas, el color de apoyo de esta sección es el *rojo*. Estas frutas y hortalizas específicas reciben el color de un pigmento vegetal natural llamado licopeno, que es un caroteno y fitoquímico rojo brillante que se encuentra en los tomates y otras frutas y hortalizas rojas. La concentración de licopeno en realidad se intensifica y aumenta al cocinar los tomates, a diferencia de otras hortalizas y frutas, donde los nutrientes como la vitamina C se reducen al procesarlos.

Estos colores también contienen antocianina, que tal como estudiamos en la Sección 5, es un flavonoide importante que también puede estar en los colores azul y púrpura, dependiendo del nivel de pH. Las antocianinas son de gran valor para la industria de los colorantes de alimentos debido a su capacidad para aportar colores vibrantes a sus productos. Eso no debería ser una sorpresa teniendo en cuenta el esplendor que aportan a nuestros platos, a medida que consumimos los alimentos que fomentan la salud en los que se encuentran. Usted también puede contribuir a tener una piel vibrante con la ayuda de estos "rojos", al consumir más manzanas, remolachas, fresas y tomates.

Las antocianinas fueron incorporadas a la dieta humana hace muchos siglos. Los indígenas norteamericanos, los europeos y los chinos las aprovecharon en sus tratamientos tradicionales con hierbas, obteniéndolas en las frutas (particularmente las bayas), las semillas, las raíces y las hojas secas. Ofrecen un gran beneficio antioxidante para todo el cuerpo, pero han sido conocidas durante mucho tiempo por mejorar la circulación sanguínea, reducir la presión arterial, combatir las enfermedades cardíacas y mejorar la salud cardiovascular en general. ¿No es sorprendente que sean rojas con todos esos beneficios para la salud del corazón?

Lista de compras de la sección

Compre una o dos de cada una de las siguientes frutas y hortalizas, dependiendo de su nivel de apetito. Si la fruta u hortaliza es pequeña, adquiera suficiente para tener al menos dos tazas. En el caso de las hortalizas de hoja, una cabeza, un racimo o una bolsa de cada variedad mencionada serán suficientes. También puede duplicar una hortaliza o fruta si no le gusta la otra, pero ¡esté dispuesto a probar cosas nuevas! Será capaz de medir mejor su apetito y ajustar sus compras para adaptarse, sección tras sección.

Rojos	pimentón rojo, remolacha, rábanos, cebolla roja, papa roja, tomate, manzana roja, cereza, arándanos de agua, uvas rojas, toronja roja, frambuesas, fresas, sandía
Verdes	aguacate, pimentón verde, alfalfa fresca, apio, espárragos, endibia, espinaca, lechuga, nabos, berros
Adiciones permitidas	quinua, arroz integral; legumbres (fríjoles pintos, lentejas), piña, banano, chocolate oscuro; si desea, café en grano rociado con moderación en los batidos; aceites: oliva, coco y/o linaza; caldo de pollo; es posible que quiera intercambiar una o dos veces por semana su refrigerio vegetariano con un batido (véanse las recetas)
Opciones de hierbas/especias	hojas de menta (o aceite de yerbabuena), ajo, cayena, ginseng, dong quai, nuez de la araucaria, gingko, perejil
Té	diente de león, cardo mariano (véanse la Recetas); opción de refuerzo: té verde descafeinado; añada una bolsa adicional de cualquier té descafeinado de frutas o bayas para dar sabor
Carne opcional	se recomiendan sólo hortalizas, pero se permite servir en la cena un máximo de tres onzas de aves de corral o pescado orgánicos (del tamaño de una baraja de cartas)
Frutos secos	nueces, nueces de macadamia, maní
Agua	beba diariamente en onzas la mitad de su peso corporal medido en libras

Bases para los batidos	elección de leches: orgánica con contenido de grasas reducido al 2%, de almendras y de coco sin azúcar; elección de aguas: de coco o de aloe.
Descanso	nueve horas cada noche

DÍA 19

Toxina espiritual: A.G.O.B.I.A.D.O. (Traicionado, indeseado, rechazado, despreciado, ignorado, abandonado, alejado y excluido)

¿Qué tal esta disposición desgarradora de calificativos? Las primeras palabras descriptivas del título fluyeron de mis yemas de los dedos, mientras esbozaba algunas ideas para el devocional de hoy, acerca de ser abandonados por familiares o amigos, y antes de darme cuenta supe que estaban involuntariamente comenzando a deletrear las siglas en inglés [BURDENED] "AGOBIADO". Me maravillé de lo que Dios estaba diciendo. No me imaginé darle ese título al devocional de hoy, pero si piensa en ello: ¿Qué puede agobiar de una manera más desgarradora que perder una relación crucial para la vida? La pérdida es grande porque el amor era grande. Es realmente como perder un pedazo de sí mismo. Veamos la definición de agobio: "tensión, inquietud, problema, preocupación, dificultad, aflicción, carga; estorbo, sobrecarga, opresión, acoso, disgusto, angustia; persecución, aflicción, estrés, imposición, fastidio".

¿Alguna vez ha experimentado alguna de las siguientes emociones agobiantes en una relación? ¿tensión? ¿preocupación? ¿dificultad? ¿opresión? ¿trastorno? ¿estrés? ¿Alguna vez se ha sentido abrumado? Sí, yo también. Sé que esto puede ser difícil, pero quiero que respire hondo y vaya conmigo al jardín de los recuerdos. Necesito que piense en una relación que perdió en su vida. Para algunos de ustedes fue un padre que se fue, para otros fue un cónyuge que los abandonó, e incluso para la mayoría de ustedes fue un amigo en el que usted invirtió innumerables horas derramando su corazón y que terminó dándole la espalda y alejándose. Algunos de ustedes sólo se imaginan tres rostros distintos, porque fue abandonado varias veces y de múltiples maneras en la vida. El rechazo deja atrás el aguijón inicial de la deserción, pero también el dolor persistente de extrañar al desertor. La pérdida es muy dolorosa.

Hay un versículo bíblico que se escucha con cierta frecuencia en Isaías 53:5 (RVC): "y por su llaga seremos sanados". Me encanta particularmente este versículo porque el Señor me mostró una vez, a través de este, que la sangre de Jesús tuvo tal poder que podía sanar incluso antes de ir al Calvario. Sus llagas solas durante la golpiza antes de la crucifixión pagaron por su salud, no para minimizar la obra de la cruz, sino para apreciar mejor el derramamiento de sangre de Jesús, el Cordero expiatorio.

Pero así como me encanta este versículo, realmente es injusto separarlo de los dos versículos anteriores, que demuestran *por qué* Jesús pudo transmitir esta unción curativa. Isaías 53:3-5 (RVC):

> Será despreciado y desechado por la humanidad entera. Será el hombre más sufrido, el más experimentado en el sufrimiento. ¡Y nosotros no le daremos la cara! ¡Será menospreciado! ¡No lo apreciaremos! Con todo, él llevará sobre sí nuestros males, y sufrirá nuestros dolores, mientras nosotros creeremos que Dios lo ha azotado, lo ha herido y humillado. Pero él será herido por nuestros pecados; ¡molido por nuestras rebeliones! Sobre él vendrá el castigo de nuestra paz, y por su llaga seremos sanados.

Jesús fue despreciado y rechazado. También fue traicionado, indeseado, ignorado, abandonado, alejado y excluido. Pero cuando usted esté así de "agobiado", simplemente significa que está en su cruz. Jesús le dijo que la tomara y lo siguiera, y aquí está usted.

Separar a Isaías 53:5 de los versículos 3 y 4 (lo cual yo misma hago todo el tiempo) es separar las agallas de la gloria. ¡Sin agallas no hay gloria! Desvincularlos es pasar por alto el secreto detrás de la unción de Jesús. Y si usted no es cuidadoso, también pasará por alto que su sufrimiento es el secreto detrás de su unción.

El pasaje agrega que Jesús fue un hombre de desolación, familiarizado con el dolor, no estimado, golpeado, azotado, afligido, herido, golpeado y castigado. ¿Cómo fue que no llamó a los ángeles para que acabaran con el sufrimiento? Eligió no hacerlo, porque Él sabía que vendría la unción. Él sabía que vendría la sanidad. Él sabía que la nueva vida estaba en camino.

Lo que usted debe hacer, cuando ha tenido a un familiar o a un amigo querido que le abandona es recordar que la sanidad y la nueva vida están en camino, al igual que una nueva unción para amar a los nuevos compañeros que ahora llegarán, le nutrirán y apreciarán. Lo que usted siente ahora, aparte del dolor, es la falta de clausura que viene con ser excluido. Me senté y escribí el siguiente poema una vez que lo experimenté, como si estuviera hablando con la persona que me lastimó. Tal vez usted podría tratar de hacer lo mismo con sus propias palabras. Hasta entonces, por favor use las mías:

> Me pregunté si podría, al comenzar
> escribir mis pensamientos con versos para rimar
> Para encontrar lo bueno de esta angustia ocasionada
> Pero a decir verdad, estoy muy abrumada
>
> No puedo fingir un precepto aprendido
> cuando lo único que veo son puentes ardidos

De Dios no entiendo las sendas
en esta u otra era

Él me deja lastimar, Él me ordena orar,
pero te deja voltear y simplemente marchar
Odio decirlo, pero cierto es:
Necesito verle el castigo imponer

Quiero jugar limpio, lo quiero ahora
Quiero mi día en el juicio, y sin demora
Porque si todo fuera leído en voz alta
Mi caso seguramente influiría en la multitud sin falta

Mira, la justicia es mi pariente más cercano
pero necesitas misericordia ahora, mi hermano
Has puesto tu corazón en un estante
Pero al final, te has lastimado en un instante

Cerraste la puerta con llave
He golpeado y golpeado con todos mis afanes
Necesito dar la vuelta y alejarme
Pero esta última cosa necesito recitarte

Yo hubiera amado, hubiera resistido
Te habría aportado todo lo propicio
Podría haber servido; podría ser la que ampara
Podría haber sido tu perfecta camarada

Temo por ti cuando no queda ninguno
cuando estás solo, asustado, iracundo
Me pregunto quién correrá a tu lado
De todos aquellos a quienes alguna vez has negado

Verás que no eran más tus miedos
que algo por lo cual sentir arrepentimiento
Y tal vez entonces llegaré a decir
las palabras que hoy no hiciste más que prohibir.

Las toxinas emocionales correspondientes

Las personas que se sienten agobiadas por las traiciones y el abandono luchan frecuentemente con el rechazo, la negligencia, la depresión, la inseguridad y la ira. Oremos ahora para que Dios renueve su mente y espíritu de estas posibles influencias y le ayude a fijar nuevos estándares que beneficiarán su fe:

> *Señor, mi corazón ama a los demás de una manera única. A veces hace que yo espere más de lo que otros están dispuestos a dar, y me causa mucho dolor. Pero elijo hoy entregarte ese dolor y perdonar. Nadie puede ser el amigo que Tú eres para mí. Ni el padre, cónyuge ni ninguna otra cosa. Pongo mi rechazo, negligencia, depresión, inseguridad e ira a Tus pies. Entiérralos en la cruz, Dios. Eres mi todo. En el nombre de Jesús, Amén.*

La correlación con la desintoxicación física

Limpiaremos hoy y mañana el sistema cardiovascular.

Desayuno	Batido de baya y remolacha para el corazón
Jugo de media mañana	Ponche Uno-dos de Laura
Almuerzo	Ensalada Sixcess
Merienda	Tome libremente la merienda de sus frutas y hortalizas rojas y verdes
Cena	Elija una fruta u hortaliza verde y una roja (véanse las recetas para tener ideas de la preparación); acompañe con arroz integral o quinua mezclado con las especias y frutos secos de la sección o fríjoles
Copa para cerrar la noche	Té de desintoxicación

Bendición de cierre

Que Dios limpie su corazón y todo su sistema cardiovascular a medida que limpie su corazón de cualquier toxina relacional.

DÍA 20

Toxina espiritual: Los seres queridos que no son salvos

Tenemos la capacidad como cristianos de amar con una dimensión que es mucho más gratificante que el amor común y corriente. Si puede recordar cómo expresaba y sentía el amor antes de su salvación y luego cómo lo expresa y lo siente ahora, deberían ser diferentes. No es que usted no amara antes, sino es como si pasara de blanco y negro a color en las intensidades de su compasión, vulnerabilidad, lealtad y placer. La razón es que usted se convirtió en una nueva criatura. El Dios que amó al mundo lo suficiente para enviar a Su único Hijo para salvarlo ahora vive dentro de usted. Es una hermosa metamorfosis.

Pero justo después usted comienza rápidamente a notar a los no creyentes a su alrededor y cómo no poseen la misma inclinación. Vaya que pueden ser amables y caritativos e incluso tener bellas relaciones de por vida, pero no pueden comprender la plenitud del amor hasta que mueran a sí mismos y hayan tenido su *buen* amor reemplazado por el *gran* amor eterno de un Padre celestial.

Así que, cuando usted acude a Jesús, o debo decir, una vez que usted verdaderamente permite que el amor de Jesús fluya plenamente en su corazón, sin importar cuánto tiempo haya sido salvo, se da cuenta de aquellos a su alrededor que no le conocen. Y como usted ahora tiene este nuevo amor en su interior, se crea un luto interno, cuando piensa que no pasará la eternidad con esas personas que ama de esta manera nueva y extraordinaria. Quiere que conozcan a Jesús, en esta vida y la siguiente. Tiene un deseo de experimentar juntos el amor de Dios, y puede incluso sentir un distanciamiento de esa persona, porque no lo puede tener. Se pregunta qué puede hacer.

Creé para tal fin una lista para usted de las cosas que puede hacer para ayudar a las personas a tener los ojos abiertos al amor de Dios y a verlas tener una relación íntima con Él a través de Su Hijo, Jesús.

1. **En primer lugar, reconozca que no es la voluntad de Dios que perezca ni esa ni ninguna otra persona:** "El Señor no retarda su promesa, según algunos la tienen por tardanza, sino que es paciente para con nosotros, no queriendo que ninguno perezca, sino que todos procedan al arrepentimiento". (2 Pedro 3:9 RVR1960).
2. **Recuerde que Dios desea que toda la humanidad conozca la verdad, en este mundo de falsedades y falsas opciones espirituales:** ". . . el cual quiere que todos los hombres sean salvos y vengan al pleno conocimiento de la verdad" (1 Timoteo 2:4 NBLH).
3. **Nunca olvide que su ser querido no le está ejerciendo oposición a usted ni a Dios, sino que es el enemigo y sus espíritus demoníacos los que influyen en él o ella para que se opongan a usted, debido al gran desprecio de satanás por Dios:** "Porque nuestra lucha no es contra seres humanos, sino contra poderes, contra autoridades, contra potestades que dominan este mundo de tinieblas, contra fuerzas espirituales malignas en las regiones celestiales" (Efesios 6:12).
4. **Ore y hágale saber a estos espíritus que ya no se les permite influenciar a esta persona:** Las Escrituras dicen que

cuando atamos y desatamos a estos espíritus, lo cual es la guerra espiritual básica, se genera un cambio en los lugares celestiales, y como luchamos contra "fuerzas espirituales malignas en las regiones celestiales", a través de nuestras oraciones, recuerde hacer oraciones por ellos para atar y desatar, atar la incredulidad y desatar la fe. "Les aseguro que todo lo que ustedes aten en la tierra quedará atado en el cielo, y todo lo que desaten en la tierra quedará desatado en el cielo" (Mateo 18:18).

5. **Ore para que los ojos de ellos se abran y entiendan que tienen un llamado, una herencia y un gran poder:** "Pido también que les sean iluminados los ojos del corazón para que sepan a qué esperanza él los ha llamado, cuál es la riqueza de su gloriosa herencia entre los santos, y cuán incomparable es la grandeza de su poder a favor de los que creemos" (Efesios 1:18-19).
6. **Ore para que cualquier religión o teología falsa que ellos hayan estudiado en el pasado ya no ciegue su mente al Evangelio sencillo de Jesucristo:** "El dios de este mundo ha cegado la mente de estos incrédulos, para que no vean la luz del glorioso evangelio de Cristo, el cual es la imagen de Dios" (2 Corintios 4:4).
7. **Ore para que los amigos impíos y los malos consejos en la vida de ellos sean reemplazados por amigos piadosos y mejores consejos:** "No se dejen engañar: «Las malas compañías corrompen las buenas costumbres»" (1 Corintios 15:33).
8. **Sea un buen amigo y deje que el amor de Dios ilumine sus ojos.** Recuerde sonreír y amarles: "En esto conocerán todos que sois mis discípulos, si tuviereis amor los unos con los otros" (Juan 13:35 RVR1960).

9. **Ore por una puerta abierta para compartir el plan de salvación con ellos:** "Oren también por nosotros, para que el Señor nos abra las puertas y prediquemos la palabra, para que demos a conocer el misterio de Cristo" (Colosenses 4:3 RVC).
10. **Prepárese para compartir el Evangelio con ellos y llevarlos al Señor:** ". . . manténganse siempre listos para defenderse, con mansedumbre y respeto, ante aquellos que les pidan explicarles la esperanza que hay en ustedes" (1 Pedro 3:15 RVC). Simplemente dígales que es tan fácil como el "ABC" y pregúnteles si alguna vez han:

    a. Reconocido que necesitan ayuda para vivir su vida terrenal y tener vida eterna.
    b. Creído que Jesucristo puede brindar esa ayuda y que Él es el único camino hacia Dios.
    c. Confesado que Jesús es el Señor de su vida y le han pedido que entre en su corazón.

Si dicen que no (sobre todo a la última), dígales directamente: "Bueno, tenemos que encargarnos hoy mismo de eso. Me preocupo demasiado por usted para dejarle aquí sin que sepa dónde pasará la eternidad ni sepa cuál es su propósito completo en esta vida. No se trata de una religión, sino de una relación con Dios. ¿Podemos orar ahora mismo? Es la oración más importante que pueda hacer alguna vez".

Si dicen que sí (nunca he tenido a nadie me diga que no, una vez que lo expongo así de claro), tome luego sus manos y pídales que repitan lo que usted dice. Dígales que no tienen que orar nada con lo que no se sientan cómodos (pero nadie se ha detenido ni retractado nunca durante la oración). Ore con ellos mientras repiten lo que usted dice, con sus propias palabras o con las que se encuentran a continuación:

> *Dios Padre . . . Te agradezco por enviar a Jesús al mundo. . . . Tenías un hijo, pero Tú querías una familia. . . y por eso lo enviaste a buscarnos. . . . Quiero formar parte de esa familia. . . . Te quiero como a un Padre y quiero pasar la eternidad en el cielo. . . . Sé que no he tomado las mejores decisiones en mi vida. . . pero te pido perdón y quiero empezar de nuevo. . . . Entra en mi vida, Jesús. . . . Toma mi vida y vive en mí. . . . Sé que Tú vas a hacerla mejor que nunca. . . . Espíritu Santo, lléname ahora. . . . Sé mi guía. . . e invito Tu voz a mi vida. . . . Llévame a la iglesia correcta donde pueda crecer en Ti. . . y convertirme en un verdadero integrante de Tu familia. . . . ¡Soy una nueva criatura! Oro en el nombre de Jesús, Amén.*

Pues, así como había un "ABC" antes de orar, hay después un "DEF". Dígales que necesitan:

d. Tiempo diario en la Palabra de Dios (y deles una Biblia, la suya si es necesario).
e. Oración diaria y tiempo dedicado a escuchar la voz apacible de Dios y Sus estímulos.
f. Comunión con otros cristianos. Invítelos a su iglesia o búsqueles una cerca de su casa (esto es apremiante).

Sus seres queridos no salvos no estarán perdidos por mucho tiempo si usted activa estas diez verdades y ora diariamente por ellos. ¡Oraremos juntos por ellos en un instante!

Las toxinas emocionales correspondientes

Las personas que esperan durante mucho tiempo para que se salve algún ser querido pueden experimentar con frecuencia desaliento, miedo e impaciencia. Oremos ahora para que Dios renueve su mente y espíritu de estas posibles influencias y le ayude a fijar nuevos estándares que beneficiarán su fe:

Padre, pongo ahora mismo delante de ti a los siguientes seres queridos que no han sido salvos. (Solo haga una pausa y escuche Su voz a medida que Él los traiga a la mente.) Entonces, retome los diez pasos y ore conforme a cada uno por todas las personas). Dios, confío que Tú tomarás todos mis desalientos, temores e impaciencia y dejarás que sean el combustible para la oración diaria por estos amigos y familiares. En el nombre de Jesús, Amén.

La correlación con la desintoxicación física

Terminaremos hoy de limpiar el sistema cardiovascular. Repita el esquema de alimentación de ayer, experimentando con los colores de esta sección.

Bendición de cierre

¡Que Dios complete la desintoxicación de su sistema cardiovascular y le dé salud perfecta al corazón, espíritu, mente y cuerpo!

DÍA 21

Toxina espiritual: Abuso físico y verbal (entornos malsanos)

Primera de Corintios 13:4 (DHH) dice: "Amar es saber soportar". Desafortunadamente, muchas personas lo hacen en detrimento propio. Aman tanto a alguien que están dispuestas a soportar interminables abusos y humillaciones de parte de ellos. Abuso verbal y físico (y a veces abuso sexual). Dios no inspiró este pasaje de las Escrituras con la intención de causarle daño. Recuerde que este versículo también podría aplicarse a que se ame a sí mismo y a no renunciar a sí mismo, incluyendo a su bienestar y seguridad.

Si usted o alguien que usted conoce es víctima del abuso físico o verbal en el hogar, trabajo o escuela, el devocional de hoy tiene la intención de traerle vida y esperanza a usted (o a ellos). Si usted mismo es el victimario, entonces el devocional tiene la intención de traerle la revelación y convicción suficiente para que haga algunos cambios necesarios en su vida. Si bien el abuso verbal y físico perjudica a todas las personas, hay algunos que son susceptibles a un daño emocional duradero si permanecen en estos entornos. Comencemos con el abuso verbal.

Si usted nunca ha leído *Los cinco lenguajes del amor* (Northfield, 1995) del doctor Gary Chapman, ¡es una lectura obligada para usted, tan pronto termine este libro! ¡Lo digo en serio! Allí encontrará las cinco maneras en que las personas muestran y dan amor, o como el doctor Chapman enseña, "hablan y oyen el amor". Este libro ha cambiado muchas vidas, incluyendo la mía, y sin duda salvó y enriqueció a millones de relaciones en todo el mundo. De los cinco lenguajes del amor, hay uno llamado "Palabras de aliento y afirmación". Estas son las personas para quienes las palabras (todas y cada una) son de suma importancia. Las escuchan, las examinan y las memorizan. Más importante que barrerles el frente de la casa o darles un masaje en la espalda, lo que realmente quieren estas personas es sólo que les digan que son amadas, maravillosas, formidables y necesarias, y no tanto que les dé un regalo o les pida "pasar el rato" con ellas. La buena noticia es que esto puede venir en la forma conveniente de un correo electrónico rápido, una tarjeta, una llamada telefónica o un comentario en los pasillos.

Soy una de esas personas, y mi lenguaje del amor son las "palabras de aliento y afirmación". No es que no me gusten esos otros cuatro gestos de amor (y la meta final es llegar a ser fluida en todos los lenguajes del amor), pero una persona de "Palabras" mide el amor por la calidad y cantidad de la conversación que alguien esté dispuesto a compartir con ella. No es que sólo queramos estar cerca de otros charlatanes (¿quién va a escuchar?), sino que la comunicación desempeña un papel clave en nuestras relaciones. Los argumentos son especialmente inquietantes, y haremos cualquier cosa para enfocar la conversación hacia un lugar de resolución, con el fin de alcanzar una conclusión y recordar palabras mejores. Las palabras pueden partir o en realidad parten el alma. Pueden quebrantar o en realidad quebrantan la autoestima de estas personas. Incluso pueden cortar o en realidad cortan las relaciones.

El abuso verbal es igual al abuso físico, para una persona de las "Palabras". Las palabras nocivas dejan tras de sí magulladuras, pero peor aún, porque las magulladuras se desvanecen, mas no las heridas que generan las palabras. Mark Twain dijo: "Puedo vivir dos meses con un buen cumplido". Del mismo modo, un insulto puede traer dos meses de angustia mental. El abuso verbal es malo para cualquier persona con cualquier lenguaje del amor, pero es especialmente difícil para aquellos que necesitan las palabras cosidas en el tejido de sus relaciones.

Otro de los cinco lenguajes del amor es el "Contacto físico y la cercanía". Un toque, por breve que sea, puede definir toda la relación, para estas personas. Son los que dan muchos abrazos, los que acarician (caricias apropiadas), y los amantes de frotar la espalda, los pies y de la cercanía, y punto. La intimidad física es también muy importante en un matrimonio, cuando el marido o la esposa tienen este lenguaje del amor.

El "Contacto" está en la parte inferior de mi lista en la prueba de los lenguajes del amor. Está en la parte superior de la lista de mi marido, y las "Palabras" están en la parte inferior. Así que somos polos opuestos. Bromeamos sobre el trato en el que le rasco la espalda y él me habla. Sin embargo, me he vuelto mejor con los abrazos y él se ha vuelto un mejor conversador, a través de los años. De hecho, él se ha convertido en un orador público fenomenal. Él ahora predica mejor que yo. ¡Me gustaría recibir los méritos por eso, pero. . . está bien, me conformo con algo!

Sólo tomar de la mano a las personas con el "Contacto" como el lenguaje del amor les dice: "Te amo", de una manera poderosa. Imagínese entonces, qué sucede cuando una persona con este lenguaje del amor, es el receptor del abuso físico por esas mismas manos. Le dice: "Te odio". Es emocionalmente devastador, por no mencionar físicamente humillante y peligroso.

Me pregunto a veces si esta teoría del lenguaje del amor es una de las razones por las qué algunas personas permanecen en matrimonios físicamente abusivos. Es cierto que la mayoría de los abusados no saben que lo son y tienen serios problemas de autoestima, pero incluso en ese grupo, algunos se quedan y otros se marchan. Me pregunto si la mayoría de los que se marchan tienen el "Contacto" como el lenguaje del amor y no pueden sobrevivir por la devastación de un golpe, una bofetada, una patada o un puñetazo (o algo peor). Mientras que para mí que soy de "Palabras", podría estar menos devastada emocionalmente a largo plazo, sin mencionar que tengo la personalidad que trataría de contraatacar (con todo mi ser). Pero le digo algo, si él me humilla verbalmente o me menosprecia vergonzosamente, sobre todo en público, repito el acontecimiento un millón de veces en mi mente y me cuesta mucho perdonarlo. Extraño, ¿eh? Pero usted ve que se demuestra la veracidad de esta teoría con las mujeres que permanecen con los maridos abusivos, quizás porque su lenguaje del amor no es el "Contacto", sino los "Regalos", de modo que lo único que él hace es llegar a casa con un regalo y ella se siente amada otra vez y lo acepta de nuevo.

No importa si usted está en un matrimonio o una relación físicamente abusivos o padece un abuso verbal, y no importa cuál sea su lenguaje del amor o su género, usted merece lo mejor. La solución ideal en el matrimonio es el arrepentimiento (por parte del abusador), la restauración (que él o ella descubra por qué abusa y encuentre la sanidad) y la reconciliación (entre los esposos). Pero a veces, usted tiene que ir a un lugar seguro mientras espera con paciencia que Dios arregle estas cosas en el individuo. No creo en el divorcio, pero nunca le he dicho y nunca le diré a alguien que se quede en un matrimonio donde su vida corra peligro. O en una relación con un padre que abusa físicamente. Póngase en contacto con alguien que le pueda recibir o ayudar legalmente. Un maestro o pastor es un buen lugar para comenzar. La formulación de cargos y las interdicciones también a veces son inevitables.

Si usted está en una relación verbalmente abusiva, ¿a qué se debe? Proverbios 18:21 nos dice que el poder de la vida y la muerte están en la lengua. No permanezca en las amistades o entornos de trabajo donde las personas están constantemente expresando palabras de muerte sobre usted, sus sueños o su aporte. Y si se trata de un matrimonio, ore y pídale a Dios una estrategia. A veces usted puede sembrar semillas de palabras amorosas y ver el cambio. Otras veces, usted debe buscar consejería en pareja. Espero que pensara mejor de sí mismo que casarse con alguien que le menosprecia. Si no, declaro 1 Corintios 13:4 sobre usted: No se dé por vencido. De usted mismo. Ni de ellos. Busque consejería de un amigo cristiano prudente o de un consejero cristiano. *No* de un consejero secular que podría decirle que se dé por vencido y renuncie. Dios es un Dios de justicia, pero Él también es un Dios de misericordia.

Si usted mismo es una persona que golpea, abusa o humilla, dobléguese. Si lee este libro, que es un libro cristiano, es probable que usted sea cristiano y se atormenta cuando se encuentra haciendo estas cosas. Arrepiéntase ante los que ha abusado. Pídale ayuda a Dios. Busque asesoramiento de un consejero cristiano. Empiece de nuevo. "Mis queridos hermanos, tengan presente esto: Todos deben estar listos para escuchar, y ser lentos para hablar y para enojarse; pues la ira humana no produce la vida justa que Dios quiere" (Santiago 1:19-20).

Las toxinas emocionales correspondientes

Las personas que se encuentran en relaciones que son física, verbal o sexualmente abusivas luchan contra un flujo constante de humillación, miedo y desprecio. Aquellos que son los abusadores luchan con la culpa y vergüenza residuales. Oremos ahora para que Dios renueve su espíritu y mente de estas posibles influencias y le ayude a fijar nuevos estándares que beneficiarán su fe:

> *Dios, creo que es posible que todas mis relaciones sean gobernadas por la paz. Repara todas mis relaciones que necesiten sanidad de cualquier forma de abuso, sea yo el abusado o el abusador. Te entrego toda humillación, miedo, desprecio, culpa o vergüenza que pueda tener, y declaro que el Príncipe de Paz está entre nosotros. En el nombre de Jesús, Amén.*

Correlación con la desintoxicación física

Limpiaremos hoy y mañana el sistema circulatorio.

Desayuno	Batido para la circulación de cereza con chocolate
Jugo de media mañana	Jugo Cuatro iguales
Almuerzo	Sofrito Toma cinco

Merienda	Tome libremente la merienda de sus frutas y hortalizas rojas y verdes
Cena	Elija una fruta u hortaliza roja o verde (véanse las recetas para tener ideas de la preparación); acompañe con arroz integral o quinua mezclado con las especias y frutos secos de la sección o fríjoles
Copa para cerrar la noche	Té de desintoxicación

Bendición de cierre

Que Dios bendiga su dieta de desintoxicación y mejore el flujo de su sistema circulatorio mientras trabaja para mejorar el flujo de comunicación en sus relaciones.

DÍA 22

Toxina espiritual: La sombra de la soledad

¿Alguna vez ha cantado una de las siguientes canciones?

"Sgt. Pepper's Lonely Hearts Club Band" [La banda del club de los corazones solitarios del sargento Pimienta] (Los Beatles)

"Alone Again (Naturally)" [Solo otra vez (naturalmente)] (Gilbert O'Sullivan)

"Are You Lonesome Tonight?" [¿Estás sola esta noche?] (Elvis Presley)

"All By Myself" [Todo por mi mismo] (Eric Carmen)

"Hey There, Lonely Girl" [Hola, chica solitaria] (Eddie Holman)

"Only the Lonely" [Sólo los solitarios] (Roy Orbison)
Vaya que nadie cantaba como Roy.

Bueno, tal vez usted no sólo lo haya cantado sino vivido. ¡O tal vez usted sea como yo y experimente un flujo constante de personas que entran y salen de su casa y desearía a veces poder estar solo! Tal vez usted sea un soltero, esté divorciado, sea viudo o incluso sea un solitario en una casa llena de gente. Una cosa es segura, usted puede sentirse sólo dentro de una multitud. Hay una diferencia entre ser solitario y estar solo. Me gustaría tratar cada uno de los cuatro grupos mencionados.

Soltero

Es cierto que Dios llama a algunas personas a ser solteras. Escuche lo que Él le dice a Pablo en 1 Corintios 7:32-35.

> Yo preferiría que estuvieran libres de preocupaciones. El soltero se preocupa de las cosas del Señor y de cómo agradarlo. Pero el casado se preocupa de las cosas de este mundo y de cómo agradar a su esposa; sus intereses están divididos. La mujer no casada, lo mismo que la joven soltera, se preocupa de las cosas del Señor; se afana por consagrarse al Señor tanto en cuerpo como en espíritu. Pero la casada se preocupa de las cosas de este mundo y de cómo agradar a su esposo. Les digo esto por su propio bien, no para ponerles restricciones, sino para que vivan con decoro y plenamente dedicados al Señor.

Pero también es cierto que Él dijo de Adán: "No es bueno que el hombre esté solo. Voy a hacerle una ayuda adecuada" (Génesis 2:18). (Y este versículo se aplica también a las mujeres, porque la palabra aquí para "hombre" también significa "género humano" en hebreo). Entonces, ¿cuál es? Bueno, la respuesta es simple. Dios desea que Él pueda tenernos a todos para sí mismo. Él desea que no tengamos distracciones. Pero Él también sabe que no es bueno que estemos solos. Así que cada uno de nosotros estamos en un viaje con Dios. Algunos caminaremos solos con Él. Otros caminarán con Él mientras estén de la mano con otra persona. Pero para aquellos llamados a caminar solos con Dios y sin distraerse, he aquí el versículo que Él me guió para compartir con ustedes: "Solo en Dios halla descanso mi alma; de él viene mi esperanza. Solo él es mi roca y mi salvación; él es mi protector y no habré de caer" (Salmos 62:5-6).

Viudo

He conocido a muchas personas que han enterrado a su cónyuge. Han variado en edad desde los veinte años hasta los noventa, y ninguno fue fácil. Por supuesto, si el cónyuge conocía a Jesús, tenían esperanza de reunirse. Eso marcó la diferencia, en el funeral.

Me imagino que la soledad, después del matrimonio es diferente, porque ha probado la dulzura del matrimonio y lo perdió. Ahora ya no está la mano para apretar ni quien note sus altibajos.

El Salmo 102:7 dice: "No logro conciliar el sueño; parezco ave solitaria sobre el tejado". Si ese es su caso, cobre ánimo, porque Dios tiene una promesa para usted, que muy bien podría incluir un nuevo cónyuge, pero por ahora, Él es su porción. He aquí estas son Sus palabras para usted hoy: "Así que no temas, porque yo estoy contigo; no te angusties, porque yo soy tu Dios. Te fortaleceré y te ayudaré; te sostendré con mi diestra victoriosa" (Isaías 41:10).

Divorciado

Así que usted se hizo uno con alguien en el matrimonio y se entregó incondicionalmente a esa persona. Ahora esa persona se ha marchado. Si esa es una herida reciente, necesita saber que la razón por la que siente el dolor que tiene se debe a que fue desgarrado en dos. Tenía un corazón entero, y ahora tiene un corazón con un agujero. Si se trata de una herida vieja, oro para que Dios la haya sanado. Pero ambas partes sintieron el aguijón y la indignación del divorcio y se condolieron con las palabras de Jesús: "Jesús gritó con fuerza: —Elí, Elí, ¿lama sabactani? (que significa: Dios mío, Dios mío, ¿por qué me has desamparado?)" (Mateo 27:46).

Al igual que con los viudos y los solteros, puede haber un cónyuge para usted o Dios puede quererle todo para sí mismo de aquí en adelante. ¿Cuál es el deseo de su corazón? Dígaselo hoy a Dios y recuerde la siguiente promesa: "Él restaura a los de corazón quebrantado y cubre con vendas sus heridas" (Salmo 147:3).

Solitario en casa

Tal vez usted viva en una casa llena de personas y se sienta muchas veces solo, o con un cónyuge con el que no está conectando espiritual, emocional o físicamente. O tal vez usted todavía esté en casa con sus padres y se sienta solo y avergonzado como un soltero que todavía vive en casa. De cualquier manera, es una forma única de soledad en la que se siente un poco "atascado".

A ustedes los solitarios en una casa llena, los desafío a decir: "Cuando en mí la angustia iba en aumento, tu consuelo llenaba mi alma de alegría" (Salmo 94:19).

Dios les dice, a aquellos de ustedes en los matrimonios en los que esperan un avivamiento milagroso: "Porque yo sé muy bien los planes que tengo para ustedes —afirma el Señor—, planes de bienestar y no de calamidad, a fin de darles un futuro y una esperanza" (Jeremías 29:11).

Y para aquellos de ustedes que todavía están en casa y tal vez se sienten incomprendidos por sus padres en su soltería, he aquí una promesa para ustedes: "Aunque mi padre y mi madre me abandonen, el Señor me recibirá en sus brazos" (Salmos 27:10).

Sin embargo, para todos ustedes, me han dicho mis amigos soleros que la clave es encontrar personas para servir. Le exhorto a obtener una copia del libro *Singled In* (CreateSpace, 2014) por Jeffrey Lee Brothers, el cual hace un enfoque fascinante de la soltería en el que afirma que los solteros no deben ser excluidos (como en los grandes ministerios de solteros), sino deben ser integrados para pasar tiempo con parejas y niños para que puedan aprender a "ser una familia" cuando les llegue su turno (si Dios lo quiere). Salmos 68:6 (NTV) dice: "Dios ubica a los solitarios en familias". ¡Entonces, vaya a buscar una familia!

Hay tantos estímulos más y pasajes de las Escrituras que necesito que escuche, pero quiero que los tenga de una manera más creativa y oiga el sonido de mi voz que le habla. Por lo tanto, quiero que vea un video que creé una vez llamado: "How Did I Wind Up Alone?" [¿Cómo acabé solo?]. Estuvo alguna vez en un canal de YouTube que no muchos vieron, pero voy a sacarlo de la oscuridad y ponerlo en mi canal actual de Laura Harris Smith en YouTube, para que lo disfrute, cuando quiera escuchar una voz amistosa. Véalo ahora en www.youtube.com/watch?v=fbXjvmCo4KQ&index=14&list=PL1KMkGV7DT2liXosFob_7uNUoQNrBGuCs. O puede ir siempre a YouTube.com/LauraHarrisSmith y buscar en la lista de reproducción los códigos PIN para "How Did I Wind Up Alone?".

Gracias a la providencia, la programación del devocional de hoy coincidió con que mi esposo y ninguno de mis hijos estuvieran durante el día, y disfruté pasando tiempo "sola" con usted. Le invito a ver el video y permítame animarle más, antes de que se acabe el día. Y recuerde, "intégrese" y busque una familia para amar.

Las toxinas emocionales correspondientes

Las personas que son solteras, divorciadas, viudas o aún viven en casa luchan frecuentemente con los sentimientos de soledad, vergüenza, dolor y depresión. Oremos ahora para que Dios renueve su espíritu y mente de estas posibles influencias y le ayude a fijar nuevos estándares que beneficiarán su fe:

> *Dios Padre, sé que Tú ubicas a los solitarios en familias. Ayúdame a estar atento a las personas que me necesitan. Te entrego ahora mismo cualquier soledad, vergüenza, dolor y depresión. Ayúdame a estar atento a otros que luchen con esto, para que yo pueda ser una bendición para ellos. En el nombre de Jesús, Amén.*

La correlación con la desintoxicación física

Terminaremos hoy de limpiar el sistema circulatorio. Repita el esquema de alimentación de ayer, experimentando con los colores de esta sección.

Bendición de cierre

Que Dios complete la purificación de su sistema circulatorio y regule su sangre y circulación mientras limpia y regula las relaciones que Él le dio en el viaje de su vida.

DÍA 23

Toxina espiritual: La fe fatídica (La pérdida de los seres queridos)

¿Ha orado alguna vez por sanidad y y estas personas murieron de todos modos? Puede ser fatal para su fe. Tal vez usted oró, ayunó, creyó, impuso las manos sobre ellos y luego empeoraron progresivamente y murieron. Tal vez resultaron heridos, y oró por un milagro que no llegó. ¿Por qué Dios lo permitió? ¿fue la culpa de Él? ¿fue la suya? ¿fue la culpa de ellos o alguna fuerza externa, maldición o ataque demoníaco para lo cual no estaban preparados? Estas preguntas atentan contra su fe, mucho después de que se cierra el ataúd y los asistentes al funeral regresan a casa. De hecho, se trata del gancho doble al hígado del enemigo. Allí está usted lidiando con la muerte de su ser querido y ahora también tiene que lidiar con la muerte de su fe. He visto como esto hace naufragar a los cristianos más fuertes. He visto que algunos se apartan de Dios debido a ello. He visto que algunos cambian su teología sobre la sanidad. Otros albergan silenciosamente dudas y después de algunos años más de decepciones acumuladas se encuentran incapaces de creer para las cosas simples. Todos hemos perdido a un ser querido demasiado pronto. ¿Cómo lo manejó?

El tema de hoy fue el primero de los treinta que Dios me dio para escribir cuando me imaginé un libro sobre las toxinas de la fe. Debe ser muy importante para Él que usted no renuncie a Él, cuando alguien muere después de haber orado. Debe ser muy importante para usted recordar que no siempre tiene todos los datos y confiar en Él. Debemos predicar la Palabra de Dios y no nuestra experiencia.

La muerte viene en muchas formas distintas. Hay una gran probabilidad que usted haya procesado su pena e interrogantes de maneras diferentes para cada pérdida que sufrió. Hay muerte después de una larga enfermedad, muerte por una lesión repentina, muerte por el aborto, suicidio, asesinato, aborto involuntario e incluso por la pérdida de un niño que iba a adoptar. Cada caso implica una muerte.

Y como si el gancho doble en el hígado de satanás no fuera suficiente, viene con frecuencia otro golpe. El gancho triple. La gente se acerca y le dice que su ser querido no habría muerto, si usted hubiera tenido suficiente fe. Su oración habría sido contestada de una manera distinta. Añaden leña al fuego. Personas me lo han dicho abiertamente, durante mi viaje de sanidad, como si la sanidad nunca tomara tiempo. Pero a veces ocurre. Vemos en las Escrituras que Jesús no siempre sanaba a las personas de inmediato con un milagro. Diez leprosos le pidieron a Jesús, en Lucas 17, que los sanara, y Él no lo hizo en el acto. Más bien, Él los envió a un viaje. ¡Mientras estaban enfermos! Fueron sanados, mientras fueron obedientes a Jesús. Sin embargo, sólo uno regresó para darle las gracias. Esto me hace preguntar cuántos de nosotros nos desviamos en nuestros viajes de sanidad. ¿Permanecieron bien los otros nueve? Nunca parecieron darle la gloria a Dios. Me lo imagino.

Vemos en las Escrituras como la obediencia afecta la sanidad. Eliseo le dijo a Naamán en 2 Reyes 5 que se sumergiera siete veces en el río Jordán y que sería curado. Dios dispuso una vez más un viaje de sanidad. Pero Naamán se sintió insultado y lo rechazó. Casi pierde su sanidad. ¿Indica esto que la sanidad es a veces condicional? Tal vez, cuando Dios pone una mayor prioridad en la integridad que en la sanidad. Pero Naamán cumplió. Se humilló a sí mismo. No se sanó en la primera inmersión, ni en la segunda, ni en la sexta. ¿Qué tenía de especial la séptima inmersión? Así fue dispuesto. Era su cura personalizada.

Así que en vez de enfadarnos con Dios o decidir nunca más creer en el Evangelio sanador, necesitamos a veces recordarnos a nosotros mismos que no siempre conocemos la historia completa del corazón y de la vida de las personas, cuando oramos y sucede lo contrario. Tal vez se dieron por vencidos en la sexta inmersión. Quizás ni siquiera por orgullo sino por agotamiento. He conocido gente buena y de oración que se cansó de su batalla física y realmente quiso ir a casa con Dios. ¡Se marcharon, días después!

Escribí el siguiente poema para una querida amiga, Sheila, cuando murió. Ruego que le ministre ahora a usted.

Es la vieja pregunta
Que todos hemos preguntado
En algún momento de nuestro pasado de oración

¿Por qué algunos son sanados?
Y otros, ¿no?
¿Por qué algunos se quedan, mientras que otros se van?

Se nos dice que oremos
Se nos dice que ayunemos
Se nos dice que busquemos, llamemos y pidamos

Construimos nuestra fe
Y nos aprendemos nuestro guión
Y esperamos las señales y milagros

Entonces viene la enfermedad
Y ahí estás
Frente a una enfermedad, lesión, la cicatriz de un cirujano

Pero escúchame
Y por favor no juzgues
Me gustaría darle un codazo a tu fe

La Palabra puede sanar
¡Hay poder en ella!
Cada denominación tiene su estilo

Pero cuando se retrasa
O peor, se rechaza
Un millar de pensamientos recorren tu mente

¿Fue su fe?
¿Fue su pecado?
¿Acabó simplemente por tirar la toalla?

¿Fue territorial?
¿O fue peor?
¡Olvidó una maldición generacional!

¿Debo cambiar de opinión?
¿Debo cambiar de iglesia?
¿Debo vivir mi vida confundida?

¿Debo acostarme?
¿Debo seguir adelante?
Por favor, ayúdame Dios. Mi fe se ha ido.

Es difícil, lo sé
Todos hemos estado allí
Pero la duda y la fe, no comparten escenario

Si pierdes ahora la fe
Si cambias tu postura
¿Tendrá alguna vez la sanidad una oportunidad?

Es mejor preguntar
¡Es mejor creer!
No pienses en tener dolor. No pienses en afligirte.

Lázaro diría: "Ponle un ojo morado a la muerte".
Salomón diría: "Hay un tiempo para morir".

Y cuando te encuentras con Job
Él estaría hablando con Pablo
Estarían hablando del tiempo y del llamado del telón de la vida

Verás a todos tus seres queridos
Y llenarán los vacíos
Cosas que no pudiste ver aquí cuando moriste

Hay un tiempo para reír
Hay un tiempo para llorar
Hay un tiempo para nacer y un tiempo para morir.

¡Sigue adelante! ¡Sigue orando!
¡No te atrevas a renunciar ahora!
¡Le hiciste una promesa a Dios! ¡Él te hizo una promesa!

¡Vas a vivir para siempre!
Aunque no estés aquí, mi amigo
Pero tú ganas sin importar cómo la vida encuentra su final.

Tu fe es demasiado fuerte para que la duda la destruya
Así que entrégale tu dolor a Dios
Él te dará su alegría

Las toxinas emocionales correspondientes

Las personas que perdieron a seres queridos en circunstancias difíciles luchan frecuentemente con el dolor, la conmoción, la duda y la ira contra Dios. Oremos ahora para que Dios renueve su espíritu y mente de estas posibles influencias y le ayude a fijar nuevos estándares que beneficiarán su fe:

> *Señor, extraño a ________________. Fue difícil perderlo, incluso para Ti. Y también fue difícil tratar de procesar las reacciones de tantas personas que pudieron haberme juzgado mal o malentendido y malentender mis necesidades. Me encomiendo totalmente a Ti ahora mismo con mi dolor, conmoción y duda en torno a esta pérdida, e incluso creo que Tú eres lo suficientemente fuerte para manejar mi ira contra Ti. Lo siento. Estoy intentando. Encuéntrame donde estoy y mantén pura mi fe para que pueda seguir confiando en Ti en los días que han de venir. En el nombre de Jesús, Amén.*

La correlación con la desintoxicación física

Limpiaremos hoy y mañana el sistema tegumentario.

Desayuno	La mezcla Cutis radiante
Jugo de media mañana	Tónica guerrera
Almuerzo	Sopa de desintoxicación Elija seis
Merienda	Tome libremente la merienda de sus frutas y hortalizas rojas y verdes
Cena	Elija una fruta u hortaliza roja y una verde (véanse las recetas para tener ideas de la preparación); acompañe con arroz integral o quinua mezclado con las especias y frutos secos de la sección o fríjoles
Copa para cerrar la noche	Té de desintoxicación

Bendición de cierre

¡Que Dios bendiga esta limpieza y nutra su cabello, uñas y piel, mientras aprende a lidiar con esas personas que le hacen morder las uñas, jalar el cabello y le irritan constantemente la piel!

DÍA 24

Toxina espiritual: Cuando fracasa el matrimonio

Primero viene el amor, luego viene el matrimonio, luego viene el divorcio para la mitad de todas estas uniones. ¿Cierto? Esas son las estadísticas que hemos escuchado durante décadas, pero ¿son recientes?

El divorcio disminuye, en Estados Unidos, según el programa *Today* de la cadena NBC. Mientras fueron exitosos sólo el sesenta y cinco por ciento de los matrimonios en la década de los setentas y el setenta por ciento de ellos a principios de la década del ochenta, la tendencia en las últimas tres décadas ha sido que el matrimonio está en recuperación. Y según un artículo que citan del periódico *New York Times*, el proverbio de la cultura popular de que la "mitad de todos los matrimonios terminan en divorcio" es ahora un mito. Si continúan las tendencias actuales, pronto será más como un tercio. Así es; parece que casi dos tercios de los que hacen votos matrimoniales deciden cumplirlos.[1]

Pero espere. Lo que también debe tenerse en cuenta son las estadísticas que muestran que para empezar, menos personas deciden casarse. Muchos optan por vivir juntos y nunca llegan al altar. Así que, ¿están realmente descendiendo las tasas de divorcio (incluyendo las anulaciones), porque los casados siguen casados o porque menos parejas se casan en absoluto? El número de matrimonios anuales disminuye constantemente con el tiempo. El setenta y dos por ciento de todos los adultos estadounidenses estaban casados en 1960. Sólo el cincuenta y uno por ciento lo están, hoy en día. Y de acuerdo con el Centro de Investigaciones Pew, que estudia las tendencias sociales y demográficas, "Estados Unidos no es de ningún modo la única nación donde el matrimonio pierde la 'cuota de participación en el mercado', durante el último medio siglo. La misma tendencia se ha extendido en la mayoría de las sociedades postindustriales avanzadas".[2]

Entonces, ¿por qué menos gente se casa? Un estudio del Centro de Investigación Pew del 2010 encontró que ¡casi cuatro de cada diez estadounidenses sentían que la institución del matrimonio era obsoleta! Es cierto que se debe en gran medida a la aceptación que hace la sociedad de otros modos de vida para los adultos, tales como la convivencia, la monoparentalidad y los hogares unipersonales. Pero creo que otro factor es que las personas han sido testigos de la tragedia del divorcio y no quieren experimentarlo. Las posibilidades son muy factibles de que un amigo, padre, vecino, compañero de la iglesia, hijo o miembro de la familia extendida haya llorado en su hombro por su divorcio. Si esto le ocurre siendo un adulto soltero, le hace preguntarse: "¿Qué me sucederá cuando (y ahora qué 'si') elija estar casado?".

O tal vez, el divorcio ha formado parte de su propia historia de vida y usted es el que ha llorado en los hombros de otros. Y si usted se divorció o usted es el hijo de un divorcio, la devastación tiene repercusiones generacionales duraderas. Entonces, ¿cómo se cura alguien de tal devastación?

En todos los divorcios donde no hay mutuo acuerdo, están los "que se van" y los "que se quedan". Uno que quería el divorcio y el otro que no lo quería. O, a veces, el que se va no quería el divorcio, pero tuvo que huir por razones de seguridad. Pero, hay múltiples travesías emocionales que el corazón debe navegar para sanar y comenzar de nuevo, en aquellos individuos para quienes la sanidad matrimonial fue inalcanzable y resultó en el divorcio. He aquí las reacciones que usted puede experimentar mientras se cura del divorcio. Usted puede sentirse:

ATURDIDO—Está paralizado. Usted fluctúa entre cuestionar si hay algo que pueda hacer para hacer que funcione el matrimonio y lamentar el hecho que incuestionablemente se acabó. Así como las víctimas de un shock necesitan de primeros auxilios después de una bomba o un terremoto, también lo necesita su cuerpo, mente y espíritu. Descanse ahora y sea bueno consigo mismo.

INCOMPLETO— Se establece la soledad en esta etapa y usted se siente como si hubiera perdido una parte de sí mismo. Mientras que dos se convirtieron en uno, ahora ese uno se siente partido por la mitad. Es hora de una relación más íntima con el Señor, y un grupo pequeño será también de gran beneficio y apoyo para usted.

Vulnerado—Los inconvenientes prácticos y cotidianos del divorcio se acumulan, dejándole enojado por las injusticias. Usted no pidió este tsunami financiero. No pidió la muerte a su sueño. Ahora es el momento de dejar que la fe invada su furia y confiar que Dios le haga justicia.

Excluido—Ciertos amigos están ahora esquivándolo incómodamente, debido a los detalles que rodean su divorcio. Usted lamenta la pérdida de ciertos amigos, incluso familiares, y cada uno se siente como una muerte. Recuerde que Jesús también fue rechazado (vuelva a leer el devocional de "A.G.O.B.I.A.D.O."). Perdone a estas personas, porque no saben lo que hacen.

Arrepentido—Para entonces ya debe haber hecho un examen de consciencia profundo y vuelto a examinar todo lo que deseó haber hecho de otra manera. Aprenda y crezca, pero no se quede demasiado tiempo en ese lugar. Es hora de perdonarse a sí mismo.

Compasivo— Usted es realmente capaz en esta fase milagrosa de observar el pasado y la infancia de su ex con nuevos ojos y obtener una perspectiva de su comportamiento. Esto evoca piedad en usted y le ayuda a no tomar como algo personal los comportamientos y el rechazo. Por fin puede perdonar.

Expectante—Usted está en una nueva temporada de esperanza. Siente que resurge de las cenizas y que pone en orden su vida. Usted es una página limpia sobre la cual Dios está a punto de escribir el "Segundo Capítulo" de su vida. ¡Prepárese para subir al escenario y ser el centro de atención!

De estas etapas de sanidad, las tres primeras tienen que ver con sus temores, las tres siguientes con el perdón y la última con su futuro. ¡Ese futuro comienza hoy!

Quiero añadir a esta lista la importancia de romper en oración las ataduras del alma, que cubrimos en la Sección 1. ¡Además, sepa que Dios no le ha abandonado y no descansará hasta que Él le vea otra vez feliz!

Las toxinas emocionales correspondientes

Las personas que experimentan un matrimonio fallido sufren olas de dolor, ira, soledad, desaliento y fracaso. Oremos ahora para que Dios renueve su espíritu y mente de estas posibles influencias y le ayude a fijar nuevos estándares que beneficiarán su fe:

> *Señor Dios, parece que el divorcio está por todas partes. He tenido relaciones que fracasaron y he tratado de consolar a otros cuyas relaciones no tuvieron éxito. [Ore lo siguiente si usted se divorció:] Te entrego todo el dolor, la ira, la soledad, el desánimo y el fracaso que siento a veces en torno a mi divorcio. [Ore lo siguiente si se encuentra cerca de alguien que se divorció:] Te pido que me uses para ministrar a aquellos que sufren los sentimientos asociados con un matrimonio fracasado. [Y ore lo siguiente si está casado actualmente:] Dios, protege mi matrimonio para que pueda convertirse en todo lo que Tú lo concebiste que fuera. Te agradezco que Tú eres el amante y sanador de mi alma y que nunca me fallarás. En el nombre de Jesús, Amén.*

La correlación con la desintoxicación física

Terminaremos hoy de limpiar el sistema tegumentario. Repita el esquema de alimentación de ayer, experimentando con los colores de esta sección.

Bendición de cierre

Que Dios complete la limpieza de su sistema tegumentario y le traiga resultados que pueda ver cuando se mire en el espejo, al mismo tiempo que le traiga los resultados que puede ver en las relaciones que más valora.

SECCIÓN

7

LAS TOXINAS DEL PROPÓSITO Y LA IDENTIDAD

(Desintoxicación física: sistemas esquelético, muscular y sensorial)

El énfasis espiritual: Descubrir su identidad dada por Dios y lo que se opone a ella, verse a sí mismo desde la perspectiva equilibrada de Dios y tener la cabeza alta mientras demuestra quién es usted a su crítico más severo: usted mismo

Los sentimientos asociados con estas toxinas: desesperación, frustración, impaciencia, vergüenza, duda, derrota, orgullo, amargura, egocentrismo, desconexión, culpa, egoísmo, lujuria, resignación, ignorancia, incredulidad, apatía, arrogancia, indiferencia, falta de perdón, maldad, pereza, rebeldía, falta de oración, apatía, desapego, pasividad, desaliento, depresión, fatiga, rechazo, inseguridad, ansiedad, timidez, miedo

Los sistemas corporales que se desintoxican:

Días 25 y 26: Esquelético (huesos, médula ósea, articulaciones, dientes, ligamentos, cartílagos)

Días 27 y 28: Muscular (músculos)

Días 29 y 30: Sensorial (vista, oído, tacto, olfato, gusto y equilibrio)

Colores de la sección

Además de las hortalizas y frutas de color verde especificadas, el color de apoyo de esta sección es el *naranja*. Estas frutas y hortalizas específicas reciben el color de pigmentos vegetales naturales llamado carotenoides, que comprenden una familia de unos seiscientos pigmentos vegetales distintos que funcionan como antioxidantes. Cuando se detiene la producción de clorofila verdosa, a fin de prepararse para el invierno, las hojas verdes de los árboles caducifolios cambian en el otoño a hermosos tonos anaranjados (y a veces amarillentos y rojizos), siendo éstos los carotenoides que resplandecen a través de ellas. Las plantas parecen producir estos carotenoides como un medio de protección contra la energía y los rayos nocivos del sol. ¡Imagine entonces lo que pueden hacer para proteger su cuerpo!

¡Puede que usted no lo sepa, pero en la primera mitad del siglo XX existía la vitamina P! Entonces, ¿a dónde se fue? Ahora, es un término colectivo para una clasificación de plantas conocidas como flavonoides (también llamados bioflavonoides), que son ricos en antioxidantes, aunque no funcionan como los antioxidantes convencionales donantes de hidrógeno. Su particularidad es que no permanecen en el cuerpo por mucho tiempo, pero sólo el tiempo suficiente para desencadenar las enzimas cruciales que desintoxican el hígado, mientras que también es un imán de toxinas de otras que se "pegan" a ellas y salen simultáneamente del cuerpo. Piense en los flavonoides como esos prácticos trapeadores de polvo que atraen la suciedad y sacan rápidamente la basura después de un solo uso, junto con el polvo que recogen.

Pero, ¿cómo benefician sus sistemas sensorial, muscular y esquelético? Bueno, por supuesto, usted probablemente escuchó de niño que las zanahorias son buenas para sus ojos, y que ¡esto se comprueba por el hecho que nunca ve un conejo usando gafas!

¡Es verdad! Las zanahorias (y otros productos frescos anaranjados) son efectivamente buenos para los ojos, debido a las fuertes concentraciones de betacaroteno, que es un precursor de la vitamina A. También están llenos a rebosar de vitamina C, que es todavía un arma más para añadir a su arsenal de antioxidantes. Los flavonoides también son conocidos por contener agentes anti-espasmolíticos, que ayudan a suavizar y relajar los músculos, por lo que vemos que son muy buenos para el sistema muscular. Además, según un artículo publicado en el 2012 por PubMed.gov titulado "Ingesta de flavonoides y la salud ósea", un estudio muestra que "los flavonoides, que se encuentran en una amplia gama de alimentos vegetales provenientes de las frutas y verduras, hierbas y especias, aceites esenciales y bebidas, tienen el mayor potencial de componentes dietéticos que promueven la salud ósea más que el calcio y la vitamina D".[1] Así que, vemos que este color también es excepcionalmente benéfico para el sistema esquelético, dado que los flavonoides son muy abundantes en sus frutas y verduras anaranjadas. ¿No le alegra saberlo?

Lista de compras de la sección

Compre una o dos de cada una de las siguientes frutas y hortalizas, dependiendo de su nivel de apetito. Si la fruta u hortaliza es pequeña, adquiera suficiente para tener al menos dos tazas. En el caso de las hortalizas de hojas, una cabeza, un racimo o una bolsa de cada variedad mencionada serán suficientes. También puede duplicar una hortaliza o fruta si no le gusta la otra, pero ¡esté dispuesto a probar cosas nuevas!

Color Naranja	naranjas, tangelos, papayas, melones, toronjas, batatas, remolachas, duraznos, albaricoques, pimentones anaranjados, zanahorias, melocotones

Verde	endibias, lechuga, espinaca, pepino, apio, repollo verde, aguacate, pimentón verde, alfalfa fresca, espárragos, nabo, brócoli, coles de Bruselas, arvejas, calabacín, col rizada, quimbombó, kiwi
Adiciones permitidas	quinua, arroz integral; semillas de lino, garbanzos, judías blancas, banano, huevos; aceites: oliva, coco y / o linaza; caldo de pollo; es posible que quiera intercambiar una o dos veces por semana su refrigerio vegetariano con un batido (véanse las recetas)
Opciones de hierbas/especias	clavo, ajo, cúrcuma, canela, jengibre, eneldo, orégano, pimienta de cayena; para la pérdida auditiva: gingko biloba, hierba de San Juan, perejil, verbena, bígaro, rusco
Té	diente de león, cardo mariano (véanse las recetas); opción de refuerzo: té verde descafeinado; añada una bolsa adicional de cualquier té descafeinado de frutas o bayas para dar sabor
Carne opcional	se recomiendan sólo hortalizas, pero se permite servir en la cena un máximo de tres onzas de aves de corral o pescado orgánicos (del tamaño de una baraja de cartas)
Frutos secos	almendras, nueces, semillas de girasol
Agua	beba diariamente en onzas la mitad de su peso corporal medido en libras
Bases para los batidos	elección de leches: orgánica con contenido de grasas reducido al 2%, de almendras y de coco sin azúcar; elección de aguas: de coco o de aloe.
Descanso	nueve horas cada noche

DÍA 25

Toxina espiritual: La remisión demorada

¿Qué es exactamente la remisión? Bueno, tiene que ver más que con el envío de una película, más de lo que ofrecen las pizzerías y más que las promesas de FedEx. Sin embargo, esto proporciona las pistas para lo que logra la verdadera remisión. Al igual que una pizza o un paquete, a usted lo recogen en un lugar y lo remiten a otro. ¿Es adicto a alguna sustancia? Usted puede ser recogido por Dios y ser remitido a un lugar donde ya no la anhela. ¿Está en un trabajo en el que no es apreciado y la promoción parece pasarle por alto? Dios puede recogerlo y remitirlo a un nuevo trabajo. ¿Su cuerpo está enfermo y lleno de dolor? ¡Le digo por experiencia que Dios puede arrebatarle y dejarle caer justo en medio de la sanidad! ¡*Esa* es la remisión!

Mire la siguiente definición del diccionario: *Remisión* significa "liberación, restitución, reparto, descarga, redención, emancipación, salvación, rescate informal". ¿Notó la *salvación* allí? Eso es muy revelador, porque la palabra griega para *salvación* y *remisión* también es la misma en las Escrituras. Se trata de la palabra *sozo* que significa "salvar, sanar y remitir", tal como lo estudiamos en la Sección 5. Una palabra tan pequeña para una promesa tan grande.

Proviene de la raíz griega *sōtēria*, que significa "remisión, preservación, seguridad, salvación". Así que, cuando vea la palabra *remisión* en las Escrituras o *sanación* o *salvación* (o sus derivados) es la misma palabra *sōtēria*. Por ejemplo: "Pero él pensaba que sus hermanos comprendían que Dios les daría libertad [*sōtēria*] por mano suya; mas ellos no lo habían entendido así" (Hechos 7:25 RVR1960); "Por tanto, os ruego que comáis por vuestra salud [*sōtēria*]; pues ni aun un cabello de la cabeza de ninguno de vosotros perecerá" (Hechos 27:34 RVR1960); "Salvación [*sōtēria*] de nuestros enemigos, y de la mano de todos los que nos aborrecieron" (Lucas 1:71 RVR1960).

Entonces, ¿ve que la sanidad y la remisión estaban en el mismo paquete, cuando recibió el regalo de la salvación de parte de Jesús? Tal vez usted nunca haya indagado lo suficientemente profundo en la bolsa de regalos para saber que estaban allí.

Pero tal vez usted *ha* indagado profundo y aún más hondo y nunca haya encontrado su remisión. ¡De hecho, usted se pregunta si Jesús le excluyó por completo de su bolsa de regalos! Ha sido paciente, aferrado y optimista. Tal vez usted se ha resbalado un par de veces, pero en general, nunca ha abandonado su promesa. ¿Le recuerda a alguien de las Escrituras?

Moisés regañó y le dijo a Dios que Él no había cumplido con Su parte del acuerdo, cuando Israel no fue liberado del control del faraón. Pareció olvidar que las cosas toman tiempo, cuando está involucrada la voluntad de otras personas. Moisés no aguantó más. Escuche la ira en su voz:

> Moisés se volvió al Señor y le dijo: —¡Ay, Señor! ¿Por qué tratas tan mal a este pueblo? ¿Para esto me enviaste? Desde que me presenté ante el faraón y le hablé en tu nombre, no ha hecho más que maltratar a este pueblo, que es tu pueblo. ¡Y tú no has hecho nada para librarlo!
>
> Éxodo 5:22-23

Me recuerda las palabras regañadientes de Marta a Jesús, cuando Él "fracasó" en aparecerse para salvar a su hermano Lázaro: "—Señor —le dijo Marta a Jesús—, si hubieras estado aquí, mi hermano no habría muerto" (Juan 11:21). Jesús resucitó prontamente a Lázaro de entre los muertos. Un montón de sorpresas al final de esa historia, cuya moraleja es confiar en Dios lo suficiente como para esperar la sorpresa. Lo mismo ocurrió con Israel. Fueron remitidos a tiempo a una tierra fértil, y esa tierra es hoy una nación. Pero no llegaron simplemente a tener baldes de leche y tinajas rebosantes de miel. ¡Era sólo un pastizal lleno de vacas y abejas! Había trabajo por hacer. Así que considere que no es que su remisión no haya llegado, sino que usted está en la etapa en la que Dios ahora exige que usted haga su parte. Su tarea es recoger la cosecha. Israel tuvo que recoger su cosecha, mientras había gigantes que rodeaban el territorio. Dios no los expulsó de inmediato a su entrada triunfal en la tierra prometida. ¿Por qué no? Observe Éxodo 23:30 "Los desalojaré poco a poco, hasta que seas lo bastante fuerte para tomar posesión de la tierra".

Y Él les dijo posteriormente lo mismo. Observe Jueces 3:1-2 "Las siguientes naciones son las que el Señor dejó a salvo para poner a prueba a todos los israelitas que no habían participado en ninguna de las guerras de Canaán. Lo hizo solamente para que los descendientes de los israelitas, que no habían tenido experiencia en el campo de batalla, aprendieran a combatir". Así que, si bien sabemos que el enemigo siempre obra para demorar nuestra remisión, a veces vemos que Dios es el autor del retraso divino, porque Él nos enseña a batallar.

Escribí el siguiente soneto recientemente y oro que le bendiga a medida que espera su remisión. Recuerde, oro por usted.

> Rescátame, oh Dios grande, y ponme en libertad
> Libra mi corazón cautivo de sus cadenas
> Tú eres el único que tiene su llave
> Yo soy la única que siente sus dolencias
> Al nacer, mi corazón estaba íntegro, mi espíritu también
> Pero, una a una llegaron las tribulaciones
> Y sobre sus talones llegó el dolor antes de que lo supiera

Entonces me quedé con amargura y recriminaciones
Tú salvaste mi espíritu; por favor, salva ahora mi mente
Borra los temores que los años nutrieron y alimentaron
Repara la confianza incorporada que ha sido difamada
Sustitúyela más bien por la salvación
No quedan tácticas que me soporten
La remisión sólo puede venir de Ti

© 2014 Laura Harris Smith

Las toxinas emocionales correspondientes

Las personas que sienten que su remisión está con retraso luchan frecuentemente con sentimientos de desánimo, frustración, impaciencia y vergüenza. Oremos ahora para que Dios renueve su mente y espíritu de estas posibles influencias y le ayude a fijar nuevos estándares que beneficiarán su fe:

Padre, sé que la remisión viene sólo a través de Ti. Tú conoces mi situación, Señor. Por favor, levántame de donde estoy ahora y remíteme a un lugar más seguro y tranquilo. Te entrego mi desaliento, frustración, impaciencia y vergüenza. Sé que la remisión es tanto mía como lo es la salvación y la sanidad. ¡Gracias por eso! En el nombre de Jesús, Amén.

La correlación con la desintoxicación física

Limpiaremos hoy y mañana el sistema esquelético.

Desayuno	El refuerzo Combustible óseo
Jugo de media mañana	Ponche Uno-dos de Laura
Almuerzo	Ensalada Sixcess

Merienda	Tome libremente la merienda de sus frutas y hortalizas anaranjadas y verdes
Cena	Elija una fruta u hortaliza verde y una de color naranja (véanse las recetas para tener ideas de la preparación); acompañe con arroz integral o quinua mezclado con las especias y frutos secos de la sección o fríjoles
Copa para cerrar la noche	Té de desintoxicación

Bendición de cierre

¡Que Dios sane su sistema esquelético a medida que aprende a mantener la cabeza en alto y a caminar su remisión!

DÍA 26

Toxina espiritual: Las oraciones sin respuesta y las profecías incumplidas

¿Alguna vez ha escuchado el dicho *el cielo es el límite*? Parece tener sus orígenes a finales de 1800, de las apuestas deportivas, y de acuerdo con UsingEnglish.com, el modismo tiene dos significados:

1. *Usted marcha muy bien en la vida y progresa, si está en la posición donde el cielo es el límite.*
2. *Decir que el cielo es el límite de algo o alguien significa que la cosa o persona es legítima, honesta, respetable.*

Bien, pensé meses atrás en el título del tema de hoy al hacer un bosquejo del libro, y, de hecho, originalmente tenía la intención de que estuviera en dos devocionales separados: "Las oraciones sin respuesta" y "Las profecías incumplidas". Pero en cuanto me dispuse a escribirlos hoy, me di cuenta que son lo mismo en su esencia. Ambos implican esperar y observar. También noté que ambos forman en inglés las siglas *UP* y *UP* [de arriba]. Una vez que investigué la expresión, y basada en la definición de la misma, sabía que el Espíritu Santo me estaba dando un lugar de partida:

1. *Debo hacerle saber que Dios quiere que usted marche muy bien en la vida y que le vaya bien.*
2. *Debo ser totalmente honesta con usted acerca de por qué tal vez sus oraciones no tienen respuesta y sus profecías no se cumplen, al mismo tiempo que le dé soluciones legítimas y confiables.*

¿Cómo suena eso? ¿Está seguro que está realmente listo para el #2? No puedo transmitir "soluciones legítimas y respetables" a menos que sea honesta con usted y luego usted sea honesto consigo mismo. ¡El cielo tiene que ser mi límite y también el suyo! Tal vez deberíamos comenzar primero con el # 2 y mirar los hechos difíciles que hay detrás de las oraciones que no tienen respuesta y las profecías que no se cumplen.

Dije que sería totalmente honesta con usted, así que aquí voy: Prediqué un sermón de dos partes en el 2011 titulado "Veinte cosas que obstaculizan las respuestas a la oración" (http://www.eastgateccf.com/#/im-not/listen). Era, como suena, una lista de veinte actitudes, prácticas, dudas o pecados que impiden la respuesta a sus oraciones y el cumplimiento de las promesas proféticas de Dios en su vida. Pocos quieren abordar este tema poco popular, debido a que pone el dedo en la llaga. Pero la Palabra de Dios está llena de pasajes relacionados con "Si ustedes. . . entonces yo haré. . .". Las bendiciones son frecuentemente condicionales. Así que sugerí veinte características comunes que noté a lo largo de los años en las personas que parecen tener oraciones sin respuesta. He aquí las veinte razones por las que las oraciones no reciben respuesta y las profecías no se cumplen, y junto a cada una, añadí ahora el nombre del espíritu maligno que creo influye en la actitud, práctica, duda o pecado.

Las veinte razones principales por las que las oraciones no reciben respuesta y las profecías no se cumplen

1. Por no esperar mucho por ellas (Duda).
2. Debido a una historia de recibir el reconocimiento por algo que Dios hizo (Orgullo).
3. Debido a un rencor secreto alojado en el corazón contra otra persona (Amargura).
4. Por no buscar complacer al Señor (Egocentrismo).
5. Debido a la falta de comunión con Dios y su Palabra (Desconexión).
6. A causa del pecado no confesado (Culpa).
7. Porque no pedimos según la voluntad de Dios (Egoísmo).
8. Porque las oraciones están concebidas para satisfacer deseos interiores, sueños o ilusiones (Lujuria).
9. Por falta de perseverancia (Resignación).
10. Debido a un malentendido de la fe (Ignorancia).
11. Debido a la fe vacilante (Incredulidad).
12. Porque no mostramos ninguna diligencia para ayudar a Dios en la respuesta (Apatía).
13. Porque presumimos conocer el tiempo de Dios y recomendamos nuestras propias soluciones (Arrogancia).
14. Debido a las actitudes indiferentes y sin compasión (Indiferencia).
15. A causa de un espíritu indulgente (Falta de perdón).
16. A causa de la injusticia (Maldad).

17. Debido a la falta de poner en práctica la autoridad espiritual (Pereza).
18. Por la falta de sometimiento a la autoridad terrenal (Rebeldía).
19. Debido a la falta de oración, o no saber orar (Falta de oración).
20. Debido a la interferencia demoníaca (identifique las fuerzas demoníacas individuales, observando los indicios de la resistencia que enfrenta).

Si usted ve que alguna de estas desempeña un papel activo en sus actitudes o prácticas, trate con la fuerza demoníaca nombrada al lado, a través de la oración con fe. Esto no significa que esté poseído por demonios, porque no es posible que un cristiano que está lleno del Espíritu Santo de Dios sea poseído por un espíritu maligno. Sin embargo, las huestes influyentes de satanás, pueden susurrar, insistir y engatusar para que desobedezca vez tras vez.

Y ahora que expliqué la # 2 y "el cielo es mi límite" sobre lo que puede impedir que sus oraciones sean contestadas y sus profecías cumplidas, quiero recordarle la # 1: Dios quiere que usted marche muy bien y que le vaya bien.

Como verá, Dios tiene todas las conexiones correctas. Él puede encontrarle el cónyuge adecuado, resolver sus problemas financieros, curar su cuerpo, reparar su matrimonio y remediar los problemas con sus padres. Él puede convertir su vida de guerra en una vida de paz. ¡Él quiere responder a sus oraciones, y Él quiere cumplirle sus palabras proféticas! Él es su Padre celestial, y usted es Su hijo. Él le ama incondicionalmente.

Encuentre consuelo en el hecho de que muchos esperaron antes que usted. Esperar en Dios es un arte. ¡Sólo asegúrese de que Dios no esté esperándole!

Las toxinas emocionales correspondientes

Las personas que sienten que sus oraciones no son respondidas y sus profecías no se cumplen luchan frecuentemente con la derrota, junto con muchas de las otras veinte fuerzas enumeradas anteriormente. Oremos ahora para que Dios renueve su mente y espíritu de estas posibles influencias y le ayude a fijar nuevos estándares que beneficiarán su fe:

> *Dios, ¿cuánto tiempo esperaré para que sean contestadas estas oraciones y cumplidas estas promesas proféticas en mi vida? ¡Revélame cualquier lugar donde me estés esperando! Líbrame de las influencias de la duda, el orgullo, la amargura, el egocentrismo, la falta de comunión, la culpa, el egoísmo, la lujuria, la resignación, la ignorancia, la incredulidad, la apatía, la arrogancia, la indiferencia, la falta de perdón, la maldad, la pereza, la rebeldía y la falta de oración. Sustitúyalos con tu Espíritu Santo, y responde a mis oraciones en tu tiempo perfecto. En el nombre de Jesús, Amén.*

La correlación con la desintoxicación física

Terminaremos hoy de limpiar el sistema esquelético. Repita el esquema de alimentación de ayer, experimentando con los colores de esta sección.

Bendición de cierre

¡Que Dios sane sus sistemas esqueléticos: los huesos, la médula, las articulaciones, los dientes, los ligamentos, los cartílagos y todo! Y que sus oraciones sean contestadas y se cumplan sus promesas proféticas mientras espera pacientemente en el Señor.

DÍA 27

Toxina espiritual: La espera impía (El plan de contingencia de Dios)

Hemos hablado hasta ahora en esta sección de esperar en la remisión, en las oraciones sin respuesta y en las profecías no cumplidas. Pero hay otro tipo de espera. Una que vaga sin rumbo y no sabe para qué o a quién espera. No busca el cumplimiento de una palabra en particular ni marcar otra oración contestada en una lista de oración. Esta persona sólo espera que la vida la encuentre. Que la identidad aparezca mágicamente. Que el propósito se presente por sí solo. Que el destino pase por la puerta principal.

Puede que usted conozca a gente como ésta. Parecen no tener ninguna visión. Deambulan sin maravillarse. Nunca se les ocurre pedirle algo grande a Dios. Estos cristianos esperan que Dios haga todo por ellos, incluyendo tener fe por ellos, lo cual Él no hará. Dios puede inspirarle a tener fe, pero al final es su elección en cuanto a si se levantará o no y reclamará lo que es suyo. Usted tiene un papel que desempeñar en el proceso. ¡Ésta es *su* vida de la que estamos hablando, después de todo!

Puedo decir francamente que ésta es una forma impía de espera, debido al mal fruto que veo que este tipo de "espera" produce en la vida de ciertas personas que asesoro o pastoreo. De hecho, eso es simplemente pereza. Dios desea asociarse con nosotros para llevar a cabo todo en la tierra. ¡Somos todo lo que Él tiene para obrar aquí abajo! Él concibió este mundo para necesitar realmente su ayuda, si puede entender la idea. El mundo entero depende del libre albedrío del hombre. Un plan arriesgado. Pero uno con un resultado muy inteligente, porque apela a su grandeza, cuando usted se asocia con el mayor Socio en la tierra y en el cielo. El destino nace.

Hay otros lugares en las Escrituras que también lo revelan, en caso que no sea prueba suficiente que Dios desea nuestra asociación imperfecta, el hecho de que Él se asociara con una adolescente llamada María y pusiera la luz del mundo en un vientre oscuro.

Llamo a estos pasajes bíblicos "El plan de contingencia de Dios". Son los pasajes condicionales. O más específicamente, los pasajes que dicen "si hace esto, yo haré aquello". La parte de Dios depende de su parte. Las acciones de Dios se basan condicionalmente en las suyas. Si bien existe tal cosa como el amor incondicional, no existe tal cosa como la vida incondicional.

Puedo darle una docena de ejemplos en las Escrituras donde esto ocurrió. Mire atentamente los siguientes versículos y observe todas las promesas condicionales, la mayoría de las cuales comienzan con "si ustedes".

> Por eso, hermanos, procuren fortalecer su llamado y elección. Si hacen esto, jamás caerán.
>
> 2 Pedro 1:10 RVC

> Porque si ustedes perdonan a los hombres sus transgresiones (faltas, delitos), también su Padre celestial les perdonará a ustedes. Pero si no perdonan a los hombres, tampoco su Padre les perdonará a ustedes sus transgresiones (faltas, delitos).
>
> Mateo 6:14-15 NBLH

> Si mi pueblo, que lleva mi nombre, se humilla y ora, y me busca y abandona su mala conducta, yo lo escucharé desde el cielo, perdonaré su pecado y restauraré su tierra.
>
> 2 Crónicas 7:14

Yo soy la vid y ustedes son las ramas. El que permanece en mí, como yo en él, dará mucho fruto; separados de mí no pueden ustedes hacer nada.

Juan 15:5

Ustedes pueden orar por cualquier cosa, y *si tienen fe la recibirán.*

Mateo 21:22 NTV, énfasis añadido

Si prestas atención a estas ordenanzas y las obedeces con fidelidad, el Señor tu Dios *cumplirá* su pacto de amor inagotable contigo, tal como lo prometió mediante el juramento que les hizo a tus antepasados.

Deuteronomio 7:12 NTV, énfasis añadido

Porque si no creen que Yo Soy, morirán en sus pecados.

Juan 8:24 DHH

El Señor te pondrá a la cabeza, nunca en la cola. Siempre estarás en la cima, nunca en el fondo, con tal de que prestes atención a los mandamientos del Señor tu Dios. . . .

Deuteronomio 28:13

Si obedeces al Señor tu Dios, todas estas bendiciones vendrán sobre ti y te acompañarán siempre.

Deuteronomio 28:2

También por medio de este evangelio se salvarán, si se mantienen firmes en él, tal como yo se lo anuncié; de lo contrario, habrán creído en vano.

1 Corintios 15:2 DHH

Si ustedes quieren y obedecen, comerán lo mejor de la tierra. Pero si rehúsan y se rebelan, por la espada serán devorados.

Isaías 1:19-20 NBLH

¿Entienden esto? Dichosos serán *si* lo ponen en práctica.

Juan 13:17, énfasis añadido

Amigo, ¿sabe lo que esto significa? Significa que Dios puso un poder revolucionario en *sus* manos. ¡*Usted* tiene la habilidad de cambiar su futuro! Terminamos con "las oraciones sin respuesta y las profecías incumplidas" con el reto de no confundir la espera suya en Dios con la espera de Dios en usted. Pero ahora, aumentemos el desafío. Usted vio que Dios tiene un plan de contingencia en vigor; entonces ¿por qué no crear uno propio?

Le desafío a crear su propia lista de "si Tú" y hágale hoy algunas promesas a Dios. "Señor, *si Tú* me das un trabajo mejor, yo *haré* allí grande tu nombre". "Dios, *si Tú* me das un hijo, lo *dedicaré* a Ti". Es cierto, que clamamos las promesas de Dios y no necesitamos negociar con Él, pero qué maravillosa manera de ser como su Padre celestial. Servimos a un Dios de promesas. Quiero ser como Él. Adelante. Haga su propia lista de contingencia. Se dará cuenta que no puede superar a Dios.

Las toxinas emocionales correspondientes

Las personas que esperan de una manera impía y perezosa sienten con frecuencia cosas como la apatía, el desapego y la pasividad. Oremos ahora para que Dios renueve su mente y espíritu de estas posibles influencias y le ayude a fijar nuevos estándares que beneficiarán su fe:

> *Señor, no quiero dejar pasar la vida. ¡Tienes un plan para mí, y quiero aprovecharlo! A partir de hoy, me libero de cualquier apatía, desapego y pasividad en Tu nombre, y te pido que lo reemplaces con una motivación y pasión santas que me puedan llevar donde necesitas que yo esté. ¡Si Tú me guías allí, Señor, te seguiré! En el nombre de Jesús, Amén.*

La correlación con la desintoxicación física

Limpiaremos hoy y mañana el sistema muscular.

Desayuno	El batido con proteína para flexionar los músculos (Expreso)
Jugo de media mañana	Jugo Cuatro iguales
Almuerzo	Sofrito Toma cinco
Merienda	Tome libremente la merienda de sus frutas y hortalizas de color naranja y verde.
Cena	Elija una fruta u hortaliza de color naranja o verde (véanse las recetas para tener ideas de la preparación); acompañe con arroz integral o quinua mezclado con las especias y frutos secos de la sección o fríjoles
Copa para cerrar la noche	Té de desintoxicación

Bendición de cierre

¡Que Dios limpie su sistema muscular a medida que avance hacia su futuro, fortaleciéndose de pies a cabeza!

DÍA 28

Toxina espiritual: Sufrir la persecución

La persecución tiene muchas formas. Su definición misma revela sus múltiples facetas: *Persecución* significa "opresión, victimización, maltrato, abuso, discriminación, tiranía, acoso, asechanza, intimidación, matoneo".

La razón por la que puse el devocional de hoy en la sección de las toxinas del propósito y de la identidad se debe a que la persecución, es decir, la discriminación, el acoso y la intimidación relacionados con su cristianismo, con el tiempo puede erosionar su autoestima y tentarle a cambiar quién es usted, para detener la intimidación. He aquí algunas ilustraciones, seguidas de un versículo apropiado de consuelo.

1. Un matrimonio tenso en el que una de las partes es perseguida por profesar su fe en Jesús y tratar de vivir una vida justa. Esta persona mantiene sus opiniones cristianas en silencio, para no generar división, callando su voz e impidiendo la bendición de dejar que Dios le use.

   Dichosos los perseguidos por causa de la justicia, porque el reino de los cielos les pertenece.

   Mateo 5:10

2. Un estudiante que no puede expresar plenamente sus opiniones cristianas sin ser ridiculizado ni intimidado por otros estudiantes ni excluido ni negado el ingreso a ciertas organizaciones escolares por parte de los líderes o profesores no cristianos. Oculta su fe y nunca aprende plenamente la autoexpresión ni las habilidades para el evangelismo.

   Dichosos ustedes cuando los odien, cuando los discriminen, los insulten y los desprestigien por causa del Hijo del hombre.

   Lucas 6:22

3. Una empleada a quien le prohíben expresar su fe, exhibiendo símbolos religiosos o invitando a otros a los eventos

religiosos. Le pueden negar los ascensos o tratarla injustamente. Le da miedo orar o ministrar a otros empleados a su alrededor, y como resultado, no le permite a Dios obrar en ese lugar de trabajo.

> Pues Dios se complace cuando ustedes, siendo conscientes de su voluntad, sufren con paciencia cuando reciben un trato injusto.
>
> 1 Pedro 2:19 NTV

4. Un político justo al que no se le permite tomar decisiones basadas en los valores bíblicos sin ser rechazado, destituido ni ser objeto de burla. El cambio nunca llega a la región en la que Dios le ascendió para que transformara.

> ¡Dichosos si sufren por causa de la justicia! «No teman lo que ellos temen, ni se dejen asustar».
>
> 1 Pedro 3:14

5. Un miembro de la iglesia que es calumniado y rechazado por poseer un corazón puro y tener sed del Señor, por parte de aquellos que se resisten al cambio y permiten la corrupción exclusivista y política en la iglesia. El avivamiento nunca llega a esa iglesia, porque solo los puros de corazón verán a Dios.

> Pero háganlo con gentileza y respeto, manteniendo la conciencia limpia, para que los que hablan mal de la buena conducta de ustedes en Cristo se avergüencen de sus calumnias.
>
> 1 Pedro 3:16

6. La destinataria de un veredicto judicial sobre la que se impuso una injusticia debido a un prejuicio en relación con su abierta reputación cristiana. Esto puede resultar en

pérdida financiera, confiscación de bienes, pérdida de la custodia o muchas otras distorsiones de la justicia.

> Queridos hermanos, no se extrañen del fuego de la prueba que están soportando, como si fuera algo insólito. Al contrario, alégrense de tener parte en los sufrimientos de Cristo, para que también sea inmensa su alegría cuando se revele la gloria de Cristo. Dichosos ustedes si los insultan por causa del nombre de Cristo, porque el glorioso Espíritu de Dios reposa sobre ustedes.
>
> 1 Pedro 4:12-14

7. La opresión religiosa y el castigo infligido a los cristianos por las autoridades gubernamentales, incluyendo la interrogación, la tortura e incluso el martirio. Países enteros no experimentan el avivamiento cuando los cristianos son castigados o, peor aún, asesinados por su fe en Jesús.

> Así que el dragón se enfureció contra la mujer y le declaró la guerra al resto de sus hijos, a todos los que obedecen los mandamientos de Dios y se mantienen firmes en su testimonio de Jesús.
>
> Apocalipsis 12:17 NTV

8. La guerra espiritual desatada contra los cristianos por satanás en forma de pesadillas intimidatorias, enfermedades físicas, depresión, ansiedades, manifestaciones de presencias demoníacas en sus hogares o dormitorios y una persistencia general para robar la paz y causar estragos en su vida. Muchos cristianos ceden bajo este acoso espiritual y no reconocen su autoridad sobre el poder de satanás.

> Sí, les he dado autoridad a ustedes para pisotear serpientes y escorpiones y vencer todo el poder del enemigo; nada les podrá hacer daño.
>
> Lucas 10:19

Debemos recordar las palabras de Efesios 6:12 (NTV), durante la persecución: "Pues no luchamos contra enemigos de carne y hueso, sino contra gobernadores malignos y autoridades del mundo invisible, contra fuerzas poderosas de este mundo tenebroso y contra espíritus malignos de los lugares celestiales".

En otras palabras, satanás es el autor de la persecución. No es su jefe, su amigo, su cónyuge ni su gobierno. La descripción del trabajo del enemigo es perseguir a los hijos de Dios, hasta que esté encerrado para siempre al final de los tiempos (véase Apocalipsis 20:3). "Así mismo serán perseguidos todos los que quieran llevar una vida piadosa en Cristo Jesús" (2 Timoteo 3:12).

Jesús también nos advirtió que la persecución vendría y dijo cosas como: "Si el mundo los aborrece, tengan presente que antes que a ustedes, me aborreció a mí" (Juan 15:18); "Pero yo les digo: Amen a sus enemigos y oren por quienes los persiguen" (Mateo 5:44).

¡Para terminar, nunca cambie quién es usted, durante la persecución! Las palabras de Pablo en 1 Pedro 3:15 deben ser el objetivo de todos: "Más bien, honren en su corazón a Cristo como Señor. Estén siempre preparados para responder a todo el que les pida razón de la esperanza que hay en ustedes".

Las toxinas emocionales correspondientes

Las personas que sufren persecución luchan regularmente contra el desánimo, la depresión, la fatiga y el rechazo. Oremos ahora para que Dios renueve su mente y espíritu de estas posibles influencias y le ayude a fijar nuevos estándares que beneficiarán su fe:

> *Padre Celestial, sé que dijiste que sufriríamos persecución en esta vida, pero estoy cansado de la guerra constante. Casi que me he acostumbrado a los desalientos, la depresión, la fatiga y el rechazo, pero espero ver un cambio a*

partir de hoy. Sé que Tú nunca me rechazarás. Sé que Tú eres mi estímulo y mi fortaleza. También sé que puedo estar seguro, porque Tú eres la gloria y quien levanta mi cabeza. En el nombre de Jesús, Amén.

La correlación con la desintoxicación física

Terminaremos hoy de limpiar el sistema muscular. Repita el esquema de alimentación de ayer, experimentando con los colores de esta sección.

Bendición de cierre

Que Dios termine la desintoxicación de su sistema muscular a medida que usted crece para ser la persona que Él le creó para ser, lo suficiente fuerte para soportar cualquier cosa. ¡Usted es un vencedor!

DÍA 29

Toxina espiritual: Copiar y pegar (¿Dará el verdadero yo un paso adelante?

Hay demasiada presión sobre esta generación. Presión por el rendimiento. Presión para los logros. Presión para tener el cuerpo perfecto. Presión para ser el cónyuge perfecto. Presión para mantenerse joven. Presión para sacar buenas calificaciones. Incluso presión para ser el cristiano perfecto. Todo este perfeccionamiento puede alejarle kilómetros del usted original y dejarle preguntando quién es usted realmente debajo de todas las perfecciones exteriores.

Sin embargo, si usted espera que esta introducción signifique que este es un devocional sobre aflojar el ritmo y renunciar a convertirse en el mejor usted, bueno, va a quedar decepcionado.

Además, creo que usted muy en el fondo, *quiere* ser el mejor usted. ¿Por qué otra razón usted habría llegado hasta esta parte del libro?

La diferencia está toda en la perspectiva. Si va a cambiar y mejorar a sí mismo sin saber confiadamente primero quién es y a quién le pertenece, el cimiento es inestable y ningún cambio tendrá éxito. Tampoco lo hará usted. Sin embargo, si usted comienza estando arraigado y cimentado en Cristo, siendo aceptado incondicionalmente por Él, pero siempre extendiendo la mano y creciendo para ser más como Él, entonces su progreso y proceso serán mucho más fructíferos y mucho menos superficiales.

Me frustro mucho con la gente que nunca cambia ni crece. Algunos de ellos parecen muy relajados, tranquilos y humildes, pero la mentalidad de "lo que ve es lo que obtiene" o "este soy yo; tómelo o déjelo" es la excusa más ensimismada, narcisista, vana, auto-contemplativa y egoísta en el mundo (y sí, todos esos sinónimos eran para hacer un impacto).

De modo que este devocional no consistirá en nunca cambiar debido a su amor por el usted original, sino en amar al usted original lo suficiente para cambiar.

De hecho, el "mejor usted" *es* el verdadero usted, y esa es la persona por la que debe luchar para proteger. Esa persona ya está dentro de usted en este momento. Miguel Ángel dijo: "Cada bloque de piedra tiene una estatua en su interior y es la tarea del escultor descubrirla". Así que imagine que el verdadero usted ya está dentro del usted de hoy y que el cincel de Dios no es más sino para darle definición. Con esa perspectiva, de aquí en adelante voy a estar abordando *ese* usted.

¿Por lo menos sabe quién es ese usted? Incluso si le gusta el actual usted, ¿hay maneras en que puede parecerse más a su Padre celestial y ser más tolerante? ¿productivo? ¿amoroso? ¿creativo? ¿alegre? ¿misericordioso? ¿disciplinado? ¿respetuoso del día de reposo? Me gusta la actual yo, pero a ella le falta mucho para parecerse a su Padre. Quiero cambiar diariamente. Me gusta mi actual yo. Me va a gustar aún más mañana.

Pero recuerdo una vez cuando el yo de ayer le pidió a Dios que por favor le permitiera ser completamente otra persona. Los tiempos eran duros y estaba cansada. Tan duros que la comida era escasa para los ocho de nosotros, y la tarea de proveerla (y los repetidos fracasos) comenzaron a hacerme perder de vista de lo bendecida que ya era. ¿Quién no quiere la bendición de seis hijos, verdad? Bueno, usted podría decir: "¡Yo no!". Pero si usted conociera a mis hijos, los desearía a todos. La fuerza de Jessica, el humor de Julian, la firmeza de Jhason, la ternura de Jeorgi, el cabello de Jude (es una broma; el magnetismo de Jude) y la invencibilidad de Jenesis. ¿Quién no va a querer una casa fuerte, divertida, cariñosa, atrayente e invencible? Pero todo eso estaba tan eclipsado por mis luchas que le rogué a Dios en un charco de lágrimas, un día, sobre mis rodillas, en un lugar privado, que me permitiera ser otra persona.

Lo que no me di cuenta fue que Dios me *estaba* convirtiendo en otra persona. La nueva yo estaba surgiendo. Y una vez que me di cuenta que la nueva yo era la verdadera yo, no parecía tanto como si estuviera logrando, sino recibiendo. Y, por supuesto, me arrepentí de mi deseo bañado de lágrimas y le agradecí repetidamente a Dios por dejarme ser y seguir siendo "yo".

Leí una vez que en la informática, la frase *whoami*, que es una concatenación de las palabras en inglés *Who am I?* [¿Quién soy yo?], es un comando para un determinado sistema operativo. Si usted olvida su nombre de usuario, simplemente escribe *whoami* en la ventana de instrucción del comando y se revela su identidad, junto con sus privilegios.[2]

¿No sería agradable si usted pudiera hacer lo mismo en la vida? Digitar *whoami* y ¿averiguar quién es usted? Bien, ¿adivine qué? ¡Sí puede hacerlo!

Lo único que debe hacer es preguntarle a Dios. Él le revelará su identidad, junto con todos sus privilegios. Usted es el único privilegiado lo suficiente para ser usted. Y necesita saber quién es usted, para que cuando otros pregunten, usted sepa cómo responder.

Me gusta personalmente el modo de actuar de Jesús. Él respondió a las preguntas con preguntas. ("¿Quién dicen ustedes que soy yo?") De hecho, algunas de sus preguntas más profundas resultaron como una respuesta a alguien que le cuestionaba. Pero Él no preguntaba debido a una crisis de identidad. Él sabía quién era. Él *era* el Yo Soy y todavía lo es.

¿Alguna vez ha pasado por una crisis de identidad? Según los psicólogos, ocurren en la adolescencia. ¿Ha tenido alguna vez una crisis de la mediana edad? Evidentemente, esas llegan entre los treinta y siete y los cincuenta y tantos años de edad. ¿Alguna vez ha sido víctima del robo de identidad? ¡Se dice que les ocurrirá a más de nueve millones de personas cada año!

Pero no tiene que experimentar ninguna de estas crisis internas, con Jesús. Él es quien da, define y protege su identidad. ¿Por qué? Porque Él está seguro en su identidad. Y usted también puede ayudar a otros a encontrar la de ellos, cuando usted éste seguro de la suya. Puede ayudarles a mantenerse seguros cuando sean probados. Verá, Jesús sabía quién era Él, porque Dios lo declaró. En el bautismo de Jesús, Su padre habló y dijo: "Este es mi Hijo amado en quien me he complacido" (Mateo 3:17 NBLH). Jesús salió de allí y se dirigió inmediatamente al desierto, donde satanás le probó. satanás dijo: "*Si* eres Hijo de Dios, ordena que estas piedras se conviertan en pan" (Mateo 4:3 NBLH, énfasis añadido). satanás quiso sembrar la duda en la mente de Jesús, acerca de Su identidad. Pero no funcionó. No vemos que Jesús dijo: "Está bien, echa un vistazo a lo que sucede cuando destruya esta roca". No. Jesús sabía que satanás cuestionaba su identidad para conseguir que Él cuestionara todo lo demás que Dios había dicho alguna vez. Jesús no quedó atrapado en el rendimiento para demostrar quién era. Él simplemente se sentó allí observando como su Padre, el gran Yo Soy.

Si usted va a ser el resultado de copiar y pegar de alguien, que sea de su Padre celestial. Tal vez su padre terrenal nunca le reafirmó de la manera que Dios lo hizo con Jesús en su bautismo. Por desgracia, lo oigo todo el tiempo y de manera repetida de personas quebrantadas. Nunca escucharon en su infancia: "Este es mi hijo (o hija), en quien me he complacido". De hecho, hace muchos años nos pidieron a Chris y a mí que sirviéramos en un equipo pastoral de oración en una conferencia grande a nivel de toda la ciudad, donde las personas hacían fila para que se orara por ellas. Había tres carpas designadas para este tiempo de oración: una para sanidad, una para las finanzas y otra para recibir la bendición del Padre. A Chris y a mí nos asignaron la última. Recuerdo que pensé, *¡Oh, no! ¡Me hubiera gustado que me pusieran en la carpa de la sanidad! Ahí es donde estará toda la acción y la multitud.* Pero para mi sorpresa, la fila en la carpa de la bendición del Padre fue la más larga de las tres. Serpenteaba por fuera de la carpa y todo el camino cuesta abajo. Quedé impactada. Las personas lloraban cuando simplemente declarábamos el amor paternal sobre ellos.

Declaro esa bendición sobre usted ahora mismo en el nombre de su Padre celestial, el mejor padre en la tierra y el cielo, el gran

Yo Soy. ¡Gracias a Él, usted puede saber exactamente quién es y a quién le pertenece!

Las toxinas emocionales correspondientes

Las personas que sufren con problemas de identidad luchan frecuentemente con los sentimientos de inseguridad, ansiedad, timidez o miedo. Oremos ahora para que Dios renueve su mente y espíritu de estas posibles influencias y le ayude a fijar nuevos estándares que beneficiarán su fe:

> *Señor, ¿quién dices Tú que soy yo? No voy a estar satisfecho con ser algo menos. Te entrego cualquier inseguridad, ansiedad, timidez y miedo. Tú conoces mi corazón mejor que yo. Hazme el "yo" que Tú me concebiste para ser. En el nombre de Jesús, Amén.*

La correlación con la desintoxicación física

Limpiaremos hoy y mañana el sistema sensorial.

Desayuno	Batido Recobre sus sentidos
Jugo de media mañana	Tónica guerrera
Almuerzo	Sopa de desintoxicación Elija Seis
Merienda	Tome libremente la merienda de sus frutas y hortalizas anaranjadas y verdes
Cena	Elija una fruta u hortaliza de color naranja y una verde (véanse las recetas para tener ideas de la preparación); acompañe con arroz integral o quinua mezclado con las especias y frutos secos de la sección o fríjoles
Copa para cerrar la noche	Té de desintoxicación

Bendición de cierre

Que Dios limpie física y espiritualmente su sistema sensorial, comenzando con su ojos, ¡para que pueda ver al nuevo usted!

DÍA 30

Toxina espiritual: La universidad Usted

¡Felicitaciones! ¡Llegó al día treinta en *Treinta días para desintoxicar su vida*! Este libro fue pensado para que se deshiciera de cualquier duda que aflige su fe y espíritu, sanara sus emociones de sus residuos y reparara su cuerpo de sus manifestaciones físicas. Usted tuvo todo un mes para concentrarse sólo en usted, ¡como si regresara a la escuela en la universidad Usted! La Sección 8 estará llena de preguntas acerca de lo que aprendió de manera que pueda medir su propio resultado. Se trata de una evaluación sin presión, pero es necesaria, para que pueda ver lo lejos que llegó. Además, queremos determinar lo que va a hacer con toda esta fe nueva y mejorada, para que pueda comenzar a influir en los demás.

Pero en primer lugar, quiero dar un repaso a lo que hizo este mes. ¡Es mucho!

Hablamos en la Sección 1, de la fuerza de la fe, y usted pesó y midió la condición actual de su fe. Espero que se diera cuenta que sin la fe sana no puede creer en lo milagroso o sobrenatural. De hecho, sin fe, usted no es un cristiano en absoluto, ya que se necesita fe para llegar a serlo. Se le recordó en esta parte del libro que usted se compone de tres partes inseparables: espíritu, mente y cuerpo. También aprendió que existe un vínculo entre lo que come y lo que piensa, entre lo que piensa y la condición de su fe, y por lo tanto, existe una relación muy probable entre la fe y los alimentos. Es mi oración que si se estaba impulsando a sí mismo químicamente hacia la duda a través de las malas elecciones en cuanto a los alimentos, esta desintoxicación le haya ayudado a establecer mejores hábitos alimenticios, y motivado a pasar a tener una mayor dieta con los alimentos vivos y no con los muertos.

Fijó unas metas ambiciosas para el mes, en la Sección 2. ¿Cómo le fue con ellas? ¿Fue capaz de darle a Dios la décima parte de sus horas despierto y pasar una hora y media trabajando en este libro, orando y simplemente escuchándole cada día? ¿Durmió nueve horas cada noche? Es muy probable que no lo haya podido hacer todas las noches, pero al menos ahora está en su mente para que dormir sea una prioridad. ¿Trató nuevas hortalizas si usted era un enemigo de ellas? ¿Y cómo le fue con esos baños ocasionales con las sales de Epsom y el cepillado de la piel? Tal vez incluso compró un sauna portátil. Lo esencial es que aunque si usted no pudo cumplir con los objetivos de cada día, hizo *algunos* cambios, y *algunos* cambios conducen aún a más cambios.

Tomó de nuevo el control en la sección 3 sobre su apetito y todos sus entornos insalubres. Examinó la información de los medios de comunicación que ingiere, que podría estar infectando su fe. Felicidades si les hizo una poda en su vida. También aprendió a evitar el consejo impío, romper las ataduras del alma, a mantenerse firme cuando caen sus héroes, a evitar las divisiones en la iglesia y sus secuelas, y espero que incluso tenga una perspectiva integral sobre las catástrofes y desastres naturales a nivel mundial. Usted confrontó los sentimientos de duda, ira, inquietud, lujuria, desilusión, confusión, incertidumbre y temor, y le pidió a Dios que sanara su mente. Por último, limpió sus sistemas digestivo, excretor y urinario, incluyendo el hígado. ¡Sus filtros corporales ahora están limpios! Imagínese la posición sana en la que lo coloca si sólo la mantiene.

Abordó en la Sección 4 esas toxinas financieras molestas que le roban la paz. Aprendió diez rasgos de las personas promovidas, como se evidencia en la Palabra de Dios. Aprendió a no pecar contra Dios, reteniendo sus diezmos del alfolí de Dios, lo cual maldice su vida y sus finanzas. Incluso aprendió las diez cosas *que no debe hacer* si quiere quedarse atascado y nunca salir adelante en la vida. Oramos una bendición sobre sus esfuerzos para tener y mantener su propia casa, y fue desafiado a realizar una "liquidación de cosas" y redefinir el significado de "suficiente". Incluso compartí con usted mis veinte pasajes bíblicos principales de lo que la Biblia dice acerca de las finanzas, de manera que pueda estar convencido que Dios se preocupa por lo que hace con ellas. Enfrentó sus miedos sobre el dinero, así como sus frustraciones, los celos, la ira, el rechazo, el estrés, la confusión, los fracasos, las vergüenzas y la desesperación. ¡Mientras tanto limpió sus sistemas endocrino, nervioso y reproductivo, como una declaración poderosa de que usted regula las respuestas saludables a las tensiones financieras, aumenta su productividad y recapacita su cerebro para aceptar el éxito que Dios le llamó a ser!

Abordó en la sección 5 las toxinas relacionadas con la salud con las que el enemigo trató de acabar con usted y su fe. Aprendió los diez mandamientos de sanidad, que son la cura para los enfermos y cansados. ¿Los memorizó? ¡Nunca es demasiado tarde! Aprendió la diferencia entre las sanidades y los milagros para que pudiera entender y no se desanimara, cuando la sanidad tome tiempo. Exploramos lo que creo que es una falsa enseñanza, es decir que la espina de Pablo era una enfermedad o afección que Dios se negó a curar, y aprendió cómo hacer que sus tribulaciones/persecución obraran a favor suyo, y por qué Dios las permite en primer lugar. Luego aprendimos sobre la pequeña palabra *sozo* con la gran promesa de la salvación, sanidad y remisión, y cómo la guerra contra el bienestar es en realidad una guerra contra su propia salvación y contra el Evangelio mismo a nivel mundial. Erradicó las fuentes de su cansancio, desilusiones, dolor, impaciencia e ira, a la vez que desintoxicó simultáneamente sus sistemas inmunológico, linfático y las vías respiratorias, indicando al enemigo que ahora es más inmune a sus ataques contra su espíritu, mente y cuerpo.

Se enteró en la sección 6 de las toxinas de la influencia social, sobre las habilidades para mantener la cabeza alta y negar el rechazo y el distanciamiento de los familiares y amigos. Aprendió a orar por sus seres queridos no salvos y cómo responder a entornos insalubres, donde está presente el abuso físico o verbal. Aprendió que hay una diferencia entre la soledad y el estar solo, al ser soltero, soltero otra vez, viudo o divorciado. Si estuvo en un matrimonio que fracasó, se enteró de los siete pasos para encontrar sanidad en el corazón. Y si perdió a un ser querido demasiado pronto en la vida, aprendió a aferrarse al Evangelio de la sanidad y a confiar en él, pese a lo que vio o ve, sabiendo que Dios tiene un plan y todavía obra para usar la situación para el bien de los dos. Trató con su dolor, amargura, rechazo, traición, soledad, tristeza y demás, y ya que estábamos hablando de la gente que ama (los que están en su corazón y los que le irritan), limpió sus sistemas cardiovascular, circulatorio y tegumentario para tener un nuevo inicio.

Por último, le preguntó a Dios acerca de su propósito e identidad en esta sección, la sección 7. Descubrió lo que podría estar demorando su remisión, y cómo mantenerse de tal manera que "el cielo sea el límite" en relación con sus oraciones sin respuesta y la profecías no cumplidas. Aprendió a esperar en Dios, cómo *no* esperar en Dios y cómo aferrarse a Él durante las muchas caras de la persecución (la cual Jesús dijo que tendríamos). Incluso aprendió acerca de la búsqueda de su identidad en Cristo, para que ningún ladrón de identidad pueda robar su propósito para estar en esta tierra. ¡Trató con sus inseguridades, frustraciones, pesimismos, desalientos y vergüenzas y se deshizo de ellas! ¡Incluso está fresco para seguirle el paso a la desintoxicación de los sistemas esquelético, muscular y sensorial, recordándole que se mantenga firme y vea por su cuenta la persona "única" que Dios le creó para ser!

Voy a formularle algunas preguntas inspiradoras, ahora que avanza a la Sección 8, y usted puede determinar cuán eficaz cree que fue esta desintoxicación para usted y a dónde debe ir desde aquí. Si siente que no completó alguna desintoxicación particular de la fe ofrecida durante un devocional, la buena noticia es que puede volver en cualquier momento y repetir ese día, y le animo a hacer el régimen de desintoxicación corporal que le acompaña y haga también las oraciones para la sanidad de los sentimientos. De hecho, puede aislar cualquier parte de este libro en cualquier momento, para tener una vacuna de refuerzo para su fe. ¿Está listo? ¡Que comiencen los resultados!

Las toxinas emocionales correspondientes

¡Las personas que completan la guía devocional de edificación de la fe en treinta días para el espíritu, la mente y el cuerpo están llenas de esperanza y determinación! ¡Expectativa y fe! Así que esta vez, voy a orar por *usted* para que podamos proteger lo que usted logró y escuche al Señor sobre qué hacer con toda esta nueva fe. ¿Está listo?

> *Le pido a Dios, en este momento, en el nombre de Jesús, que ponga un cerco de protección alrededor de su espíritu, mente y cuerpo. Usted tomó la iniciativa, invirtió tiempo y recursos en este libro, hizo las oraciones, preparó las desintoxicaciones y ahora le pido a Dios que añada Su "sobre" a lo "natural" suyo y bendiga sus esfuerzos. ¡Padre, bendice estos esfuerzos! ¡Tú dices en tu Palabra que sin fe es imposible agradarte, así que, Padre, recompensa esta*

manifestación obvia de obediencia con la nueva fe! Y añade a ello nueva sanidad, oportunidades, amor, promociones, finanzas, sabiduría, bienestar, unidad y respuestas. Gracias por el viaje, Dios, y ahora te encomiendo a mi amigo en esta nueva temporada. ¡En el nombre de Jesús, Amén!

La correlación con la desintoxicación física

Terminaremos hoy de limpiar el sistema sensorial. Repita el esquema de alimentación de ayer, experimentando con los colores de esta sección.

Bendición de cierre

Que Dios termine la limpieza de su sistema sensorial, su vista, oído, gusto, tacto y olfato, a la vez que aumente su sensibilidad espiritual para poder discernir la dirección de Dios para su nuevo andar lleno de fe con Él.

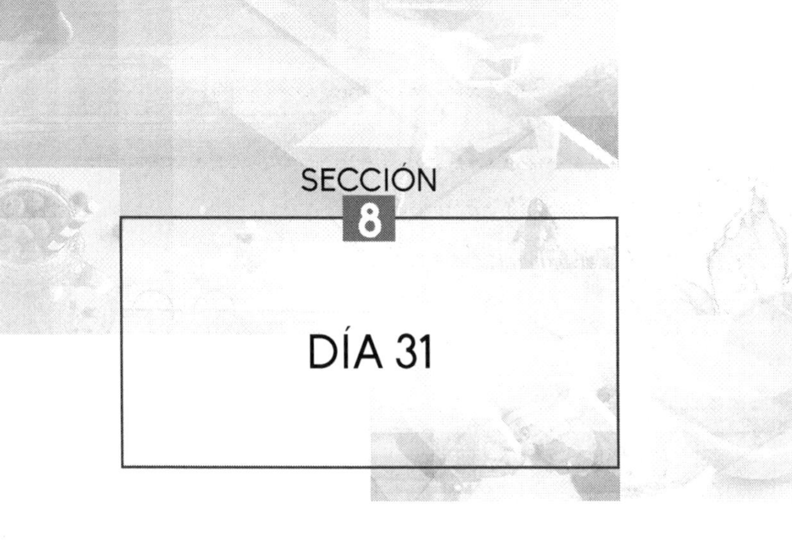

SECCIÓN 8

DÍA 31

Evaluó en estos treinta días su fe y las pruebas que la bombardean en cinco áreas principales de su vida: (1) las influencias sociales, (2) sus finanzas, (3) su salud, (4) sus relaciones y (5) su identidad. Aprendió, antes de eso, en las secciones 1 y 2, algunas cosas nuevas sobre la salud total del templo y cómo lo que ingiere afecta la forma de pensar, lo cual entonces afecta directamente su fe. ¡Fue desafiado en espíritu, mente y cuerpo!

Ahora bien, es un nuevo día. ¡El Día 31! Es el primer día de su vida con una fe libre de toxinas que es espiritualmente sana, unos sentimientos que están sanados de varios dolores anteriores y un cuerpo que está desintoxicado, y ¡estableció nuevos hábitos! Ahora es un hijo de Dios más fuerte, más listo, más enfocado. ¡El cielo es su límite!

Quiero formularle algunas preguntas que invitan a la reflexión acerca de su viaje, teniendo en mente ese progreso emocionante. Usted me escuchó durante treinta días, y ahora necesita escucharse a sí mismo. Necesita tener una conversación franca con el nuevo usted, acerca de a dónde se dirige a partir de ahora.

Las siguientes preguntas son temas para iniciar conversaciones. Puede transmitir las respuestas en una de tres maneras:

1. Anótelas en un diario.
2. Exprésela a Dios en voz alta en oración.
3. Discútalas una por una con un amigo.

Si bien puedo ver el beneficio de cada una, le sugiero que incluya la # 3, incluso si elige la # 1 ó la # 2. La razón es que se basa en la rendición de cuentas, para que pueda mantener todo por lo que trabajó tan duro, para lograr este mes. Tal vez incluso realizó esta desintoxicación de treinta días con un amigo, como se sugirió, para que puedan seguir procesando juntos los resultados.

Las preguntas son sencillas. Las respuestas también pueden ser sencillas, pero no deje que sus respuestas sencillas eclipsen los resultados profundos. ¿Está listo para ver el fruto de las últimas setecientas veinte horas? ¡Estoy emocionada de que usted vea las respuestas!

Espero que también comparta algunas de sus respuestas conmigo. Recuerde ir al muro de mi página de Facebook (www.Facebook.com/LauraHarrisSmithPage) y hágame saber lo que Dios hizo en usted estos últimos treinta días, en su espíritu, mente o cuerpo. ¡Que el mundo lo sepa! Aquí vamos.

Preguntas y respuestas

Sección 1: Observe su antigua dieta y determine la proporción entre los alimentos vivos y los alimentos muertos. Revise estas definiciones, si es necesario. ¡Su porcentaje ha sido del cien por ciento de alimentos vivos, en los últimos treinta días! Así que después de un mes de comer alimentos integrales, ¿puede notar la diferencia en la forma en que se siente o piensa? Y ¿su forma de pensar dilucidada le llevó a tener una fe desenmarañada? Explique. ¡Y publíqueme sus pensamientos!

Sección 2: ¿Cuáles fueron sus nuevos alimentos preferidos de este mes? ¿Cuál es el cambio más significativo que vio en su cuerpo en los últimos treinta días? ¿Mayor energía? ¿Pérdida de peso? ¿Una piel más radiante? ¿Más descanso? ¿Mejor digestión? ¿Mayor inmunidad? ¿Un cambio de paladar? Haga una lista de todos los cambios y tome nota de los nuevos alimentos que formarán parte de su lista de compras semanal.

Sección 3: Los devocionales de desintoxicación de la fe de esta sección importante no sólo fueron los primeros, sino los más largos. Nombre cualquier cambio que haya hecho en su consumo de información de los medios de comunicación. Esto incluye toda la televisión, la música a través de la radio o de los dispositivos, los programas de radio, las revistas, los libros, las noticias y todas las formas de los medios de comunicación social. ¿Qué nuevos cambios puede hacer?

Sección 4: ¿Qué aprendió acerca de sus finanzas este mes? ¿Acerca de la promoción? Y ¿qué de compartir, regalar o vender sus "cosas"? Por último, ¿qué aprendió acerca del diezmo? ¿Es usted una persona que diezma? ¿Por qué o por qué no?

Sección 5: ¿Experimentó avances relacionados con la salud este mes? ¿Aprendió la cura para "el malestar y el cansancio"? ¿Se siente capaz de dar una defensa sobre la razón por la que la espina de Pablo no era una enfermedad ni aflicción crónica? Por último, compruebe cuántos de los diez mandamientos de sanidad puede recordar. Y memorice el resto, de modo que sepa qué hacer, ¡cuando la enfermedad llegue a tocar la puerta!

Sección 6: ¿Experimentó alguna perspectiva nueva sobre las relaciones en su vida? ¿Acerca de cómo manejar el rechazo, el abuso o la soledad? ¿Ora conforme a las Escrituras enumeradas por sus seres queridos no salvos? Por último, ¿se sanó su fe de haber perdido aquel ser querido demasiado pronto en la vida?

Sección 7: ¿Siente que ahora tiene más fe para hacerle frente a sus oraciones sin respuesta y a sus profecías no cumplidas? ¿Se siente más instruido sobre la remisión y la persecución? Por último, ¿qué cosas nuevas aprendió sobre sí mismo en esta sección, y en este último mes?

Recuerde, yo quiero que usted publique sus victorias, recetas, avances y retroalimentación en: www.Facebook.com/LauraHarrisSmithPage.

Una merecida bendición

Quiero despedirme con una bendición. ¡Se la merece! Estoy muy orgullosa de usted por embarcarse en este viaje, y honrada que usted confiara en mí para que lo acompañara. Si yo estuviera con usted ahora mismo le impondría las manos y oraría por la plenitud fresca del Espíritu Santo de Dios. Si le es posible, busque un lugar tranquilo y permítame impartirle esta última bendición.

> *Declaro una nueva energía a su espíritu, mente y cuerpo, en el nombre del Padre, del Hijo y del Espíritu Santo. Él es tres, y lo mismo usted, a Su imagen. Declaro que lo que empezó aquí, usted lo va a continuar, y que Cristo completará la buena obra que comenzó en usted. Declaro que sus influencias sociales son puras, sus finanzas son abundantes, su salud es buena, sus relaciones son íntegras y su identidad está segura en Cristo Jesús. ¡Usted está limpio! ¡Su fe es sólida! "Que Dios mismo, el Dios de paz, lo santifique por completo, y conserve todo su ser —espíritu, alma y cuerpo— irreprochable para la venida de nuestro Señor Jesucristo" (1 Tesalonicenses 5:23). En el nombre de Jesús, Amén.*

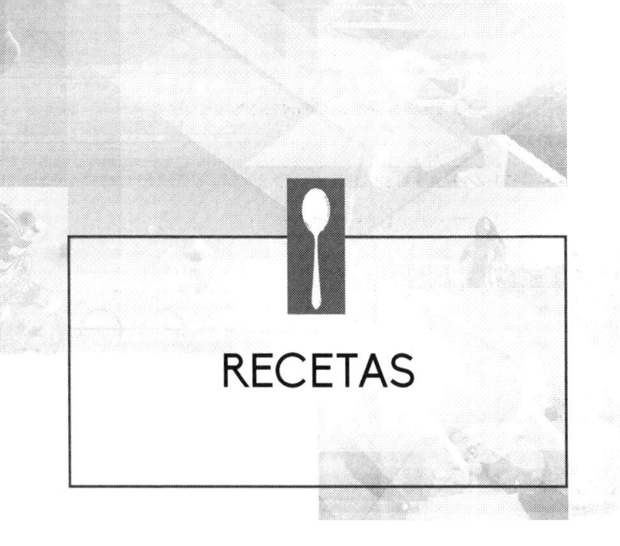

RECETAS

Las opiniones de los expertos varían en gran medida en lo que respecta a qué color de las hortalizas y frutas benefician cuáles órganos, pero las dispuse y asigné a los sistemas corporales con base a mi investigación personal, como punto de partida, para su fácil recordación. ¡La buena noticia es que todos los colores y sus nutrientes están representados en este libro, así que se beneficiará de cada uno al final del mismo!

Asegúrese de revisar las listas de "Sí, por favor" y "No, gracias", de la Sección 2.

BATIDOS PARA EL DESAYUNO

La estevia es mi opción preferida para estas recetas, ya que es un edulcorante natural sin calorías, así que úsela para añadir dulzura extra a cualquier plato sin sentirse culpable, sobre todo a mis batidos y malteadas (o experimente con pequeñas cantidades de agave, miel, cristales de coco o miel de maple orgánica pura de grado B).

El yogur está repleto de enzimas vivas, pero por lo general no lo incluyo en los batidos por dos razones: (1) estudios recientes muestran que cuando se licua se alteran y destruyen sus enzimas vivas, y (2) el banano y la leche proporcionan la misma consistencia y son más sabrosos. Sustituya con una taza de yogur, si lo prefiere, pero incorpórelo después de licuar los otros ingredientes.

Base para todos los batidos

½ tza	leche o agua (leches: orgánica con contenido de grasas reducido al 2%, de almendras o de coco sin azúcar; aguas: agua de coco, de aloe o agua filtrada).
1 cda.	aceites de oliva, linaza o coco (cada uno ofrece sabores distintos, así que experimente)
½ tza	hielo

Nota: Licue todos los batidos en alto hasta que esté sin grumos, con leche o agua adicional si es necesario. Considere la adición de un huevo crudo para tener la proteína de la mañana si le preocupa sentirse débil. Nunca me hace falta, pero si le ocurre, elija que sea orgánico. Nunca almacene los batidos; bébalos frescos.

El rico batido reductor del abdomen

	Base para el batido (elija una leche)
1	banano
½	aguacate
½ tza	piña fresca
	zumo de 1 limón
¼ cdta.	raíz de jengibre picada
2 cdas.	Miel
	(Para endulzar más, añada estevia o agave)

Batido de desintoxicación Fondo blanco

	Base para el batido (elija un agua)
	puñado de espinacas
2	manzanas de color amarillo con la cáscara, en rodajas
½	limón pelado
1/8 cdta.	pimienta de cayena
½ cdta.	cúrcuma

El explosivo nuevo riñón del barrio

	Base para el batido (elija un agua)
2	bananos
2	kiwis pelados
15	arándanos de agua
½	pepino (con cáscara)
½	limón pelado
¼ cdta.	raíz de jengibre picada
1 cda.	cilantro (o perejil)
½ cdta.	cúrcuma
1 cda.	miel
1-2 cdta.	estevia en polvo
	(Mezcle hasta que desaparezcan las semillas kiwi)

Refuerzo energético endocrino

	Base para el batido (elija una leche)
2	bananos
30	granos de café (regular o descafeinado)
2	huevos rojos crudos
1 cdta.	estevia en polvo

4 cdtas.	miel de maple orgánica pura de grado B (o melaza)
½ cdta.	canela (opcional, pero la canela estimula el sistema endocrino)
	(más estevia para endulzar)

Batido de banana con chips de chocolate para estimular el cerebro

	Base para el batido (elija una leche)
2	bananos
12 cm²	barra de chocolate negro (al menos un 75% de cacao)
	(opcional 20-30 granos de café, regular o descafeinado)
2 cdas.	miel
	(Para endulzar más, añada estevia o agave)

Elixir reparador hormonal

	Base para el batido (elija una leche)
½ tza.	anacardos
2	bananos
1	huevo rojo
1 tza.	col rizada
½ cdta.	canela
¼ cdta.	cúrcuma

Batido Ame sus pulmones

	Base para el batido (elija un agua)
2 tzas.	uvas púrpuras (o rojas)
1 tza.	arilos de granada*
3 gotas	saborizante o aceite de yerbabuena ó 3 hojas de yerbabuena

*Es casi imposible separar las semillas de la granada de su pulpa deliciosa. Son los llamados "arilos". Coloque primero los arilos de la granada en la licuadora, licue en alto, aparte el líquido y descarte las semillas arenosas. A continuación, vuelva a verter el jugo en la licuadora y añada los demás ingredientes. Éste es uno de los batidos con el sabor más excepcional que creé y quiero que lo disfrute.

Sorbo púrpura inmunológico Lama la cuchara

	Base para el batido (elija un agua)
1 tza.	uvas concordia sin semillas (o simplemente de color púrpura o rojas)
1 tza.	arándanos de agua
1	ciruela en cubos
1	banano
½ tza.	almendras o pistachos, etc.

La sidra Bazo limpio

El bazo ama los alimentos calientes. Los alimentos fríos o congelados implican más trabajo para este filtro corporal y dan lugar a lo que algunos llaman "la humedad del bazo". Por lo tanto los alimentos deben ser cocinados o al menos alcanzar la temperatura ambiente, para nutrir el bazo. Con esto en mente, el batido del desayuno hoy y mañana no es un batido en absoluto, sino una sidra. También coloqué esta desintoxicación del bazo que cayera cuando disfrute la sopa de desintoxicación Elija seis, durante los próximos dos días. ¡Sus amígdalas y ganglios linfáticos disfrutarán también de la calidez!

No hay base para el batido hoy. Llenar la licuadora con:

2 tzas.	uvas de color púrpura (o rojas)
1 tallo	apio, tajado
½ cdta.	canela
2 cdtas.	estevia en polvo

Caliente 2 tazas de jugo de arándano en la estufa (no cóctel de jugo)
Verter las bayas en la licuadora
Licuar y beber a sorbos

Batido de baya y remolacha para el corazón

	Base para el batido (elija un agua)
2 tzas.	fresas
1 tza.	uvas rojas
¼	una remolacha grande
¼ tza.	almendras, pistachos o nueces
¼ cdta.	pimienta de cayena

Batido de cereza con chocolate para la circulación

	Base para el batido (elija una leche)
1 tza.	cerezas sin semillas
1 tza.	rodajas de manzana roja
1 tza.	fresas
12 cm^2	barras de chocolate negro (con al menos un 75% de cacao)
1 cdta.	estevia en polvo

La mezcla Cutis radiante

	Base para el batido (elija un agua; ¡el agua de coco es ideal para la piel!)
1	aguacate
1	banano
1 tza.	col rizada
1 tza.	piña fresca
4	hojas de menta
	zumo de 1 limón
1 cda.	miel
½ tza.	almendras
½ tza.	o más de agua

El refuerzo Combustible óseo

	Base para el batido (elija una leche hoy para los huesos; la leche de almendras tiene un quince por ciento más de calcio que la leche de vaca)
1	naranja
½	toronja
1 tza.	col rizada
1	banano
1	hoja grande de lechuga romana
1	zanahoria grande
1	huevo crudo
½ tza.	almendras
3 cdas.	colmadas de miel

El batido con proteína para flexionar los músculos (Expreso)

	Base para el batido (elija una leche)
2	bananos
1 cda.	mantequilla de nueces de su elección
1	huevo crudo
20	granos de café (o más mantequilla de maní)

Batido Recobre sus sentidos

	Base para el batido (elija un agua)
1	zanahoria grande
1	durazno
1	naranja
½	aguacate
½ tza.	espinacas
3 cdtas.	polvo de estevia
	añada ½ taza adicional de agua
	(añada cualquiera de las "hierbas auditivas" de esta sección si sufre de pérdida de audición o zumbido en los oídos)

JUGOS

(Endulce con estevia si se desea)

El ponche Uno-dos de Laura

Usando los colores de la sección, corte 4 tazas de una hortaliza de su elección, a continuación, 4 tazas de cada una de 2 frutas de su elección. Licúelos juntos y beba de inmediato, pero no lo engulla.

Jugo Cuatro iguales

Usando los colores de la sección, licúe 4 frutas, añada 1 especia de la sección y beba inmediatamente.

Tónica guerrera

Usando los colores de la sección, licúe 1-2 tazas cada uno de todos (o la mayoría) de las hortalizas verdes y añada 1 cucharada de vinagre de sidra de manzana (cruda y sin filtrar). La tónica no será dulce, pero añada una manzana o dos para darle sabor.

ALMUERZOS

(Si no puede comer todo lo que preparó, deténgase cuando esté satisfecho y guarde el resto para el almuerzo del día siguiente, o cómalo más tarde como una merienda).

Ensalada Sixcess

Corte en cubitos 1 taza de los colores de la sección de cada una de 6 de frutas y hortalizas y combine con 6 tazas de una lechuga de hoja verde oscura de su elección. Como aliño, rocíe aceite de oliva, vinagre de sidra de manzana (cruda y sin filtrar) y zumo de cítricos frescos de su elección. Rocíe con cualquiera de sus especias de la sección y sal marina o del Himalaya.

Sofrito Toma cinco

Elija 2 tazas de cada una de las 5 hortalizas de la lista de su sección. Corte en cubitos y sofría hasta que estén tiernos en una sartén con 2 cucharadas de aceite de oliva y ½ taza de agua. Añada sal marina o del Himalaya y añada al gusto las especias o hierbas de la sección, o para las versiones internacionales, trate con:

Italiana: orégano, albahaca, ajo, romero, tomillo, laurel
Asiática: cúrcuma, jengibre, ají, salsa de soja sin trigo (marca Tamari)
Mexicana: comino, cebolla en polvo, cilantro, coriandro, ají

Sopa de desintoxicación Elija seis

Seleccione 3 tazas cada una de 6 hortalizas de la lista de su sección. Coloque en una olla grande y llene 8 centímetros por encima de la línea de las hortalizas con agua filtrada o caldo de pollo bajo en sodio. Añada sal marina o del Himalaya, junto con su elección de hierbas y especias de la sección. (Refrigere una segunda porción para el día siguiente).

PLATOS FUERTES DE CARNES PARA LA CENA

Sería beneficioso para su cuerpo abstenerse de comer carne (incluidos los pescados), como ya lo dije, durante esta desintoxicación. Recuerde que sólo son permitidos el pollo, el pavo y el pescado fresco orgánicos o el pescado fresco congelado de fuentes saludables.

Principios de carne (aves de corral)

Se debe hornear, sofreír, asar a la plancha o a la parrilla carnes magras de aves de corral (pollo o pavo). Cualquiera que sea la carne y el método que prefiera, rocíe con aceite de oliva, añada cualquiera de las especias o hierbas de la sección y cocine a fuego medio.

Pescado de Reed con incrustaciones de frutos secos

Anne Reed, MS, NC

1 lb.	cualquier variedad de pescado cortado en filetes de 3 oz.
½ tza.	frutos secos, finamente molidos (pacanas, almendras, nueces)
3	claras de huevo
	especias (especias Herbamare o de la sección)

Enjuague y seque muy bien dando golpecitos. Aplique frotando las especias de su elección. Sumerja el pescado en las claras de huevo y luego revuelque con firmeza en la harina de las nueces, hornear a 275 ° F (135° C) durante 20-30 minutos. El pescado está listo cuando se desmenuza fácilmente con un tenedor.

SUPLEMENTOS

Sopa curativa del Padrino

Dr. Rucele Consigny

En una olla de cocción lenta, colocar un pollo entero de 3-4 libras sobre:

1	cebolla en rodajas
4	trozos de apio, cortados por la mitad
2	zanahorias, cortadas por la mitad
3	dientes de ajo enteros

Añada 1 taza de caldo de pollo.
Agregue gotas de aceite de oliva al gusto sobre el pollo.
Rocíe con salsa inglesa.
Esparza sal y pimienta recién molida.

Ponga en cocción lenta en bajo durante 8-9 horas. Retire el pollo, aparte el caldo y los ingredientes. Despelleje la carne y vuelva a colocar los huesos y trozos de pollo no deseados en el caldo. Añada 2 tazas de agua o caldo y deje hervir. Hierva a fuego lento durante 4 a 5 horas. Cuele con el colador y deseche los sólidos. Cuele de nuevo con colador fino o colador. Añada al caldo limpio:

4	zanahorias en rodajas gruesas
2	papas cortada en cubitos
½	cebolla cortada en cubitos
2 cdas.	perejil fresco
1 cdta.	hojuelas de pimienta roja
1 cda.	cebollinos secos
	pollo desmenuzado, al gusto

Llevar a ebullición y cocine a fuego lento durante 13 minutos o hasta que las zanahorias estén tiernas. Agregue sal y pimienta al gusto. Se trata de una sopa con trozos y espesa. No dude en añadir más agua o caldo de pollo orgánico para diluir.

Hortalizas asadas para su salud de Tam (Utilice para cualquier combinación de hortalizas)

Tamara Rowe, Asesora de Bienestar

Rocíe 1 cucharada de aceite de oliva extra virgen extra sobre 2 libras de remolacha, coles de Bruselas, cebollas, etc. (trozos pequeños/porciones de cualquier vegetal). Esparza sal marina/pimienta al gusto. Coloque en el horno a 425° F (220° C) durante 40-45 minutos. ¡Use para cualquier combinación de hortalizas!

Verduras sofritas

Consulte la receta del "Sofrito toma cinco" para obtener ideas sobre la preparación de las hortalizas en la estufa.

Ensalada de frutas

Janice Harris

1 tza.	gajos de naranja
1 tza.	cubos de piña
1 tza.	uvas verdes sin semillas, cortadas por la mitad
½ tza.	arándanos
1 tza.	coco rallado sin azúcar
Aliño (bata):	
2 cdtas.	zumo de limón
1 cdta.	cáscara de naranja rallada
2 cdas.	miel
1 tza.	yogur

Revuelva en las frutas y refrigere por lo menos una hora.
Luego añada:

½ tza.	fresas rebanadas
1	banano
	almendras tostadas

Quinua y arroz integral

Prepare 1 taza de arroz integral o quinua, como un delicioso plato de acompañamiento para las comidas de la tarde, según las instrucciones del paquete y durante los últimos 7 minutos de cocción añada piñones, ajo picado y las hierbas o especias de la sección. Se prefiere la quinua porque es una proteína completa, lo que significa que proporciona todos los nueve aminoácidos esenciales necesarios para una buena salud. No contiene gluten y su apodo es "el grano madre".

Arroz con anacardos y alverjas

Dr. Jim Sharps, N.D., H.D., Dr.N.Sc., Ph.D.

arroz integral
curry en polvo
anacardos enteros o en pedazos, tostados y salados
alverjas cocidas

Cocer el arroz integral usando las instrucciones del paquete o las instrucciones de la olla arrocera, pero utilice el caldo de las verduras enlatadas en lugar de agua y utilice aceite de oliva en lugar de aceite común. Añada el curry en polvo al agua del arroz antes de cocinar el arroz. Añada los anacardos y las alverjas cocidas, cuando el arroz esté listo para cocinar y sirva.

Arroz Jazmín naranja

Dra. Elisa Ramírez-Sharps, N.D., C.C.H, C.N.C

2 tzas.	arroz jazmín o integral
1 lata	de 14 onzas de caldo de verduras
½ tza.	jugo de naranja
½ tza.	agua
2 cdas.	aceite de ajonjolí
1 cdta.	jengibre en polvo
¼ cdta.	sal marina
¼ cdta.	cebolla en polvo
¼ cdta.	ajo en polvo

Ponga el arroz en un colador fino y deje correr agua sobre el mismo, hasta que el agua que salga del colador sea clara, no turbia. Deje drenar el arroz por un minuto. Ponga todos los ingredientes en una olla arrocera y cocine, hasta que crezca el arroz y esté tierno.

MALTEADAS PARA LA MERIENDA

Todas las malteadas se licuan hasta obtener la consistencia deseada, usando leche o agua adicional si es necesario.

Base para las malteadas

½ tza.	leche orgánica o leche de almendras
1 cda.	miel
½ cdta.	estevia en polvo (agregue más al gusto)

Malteada Baby banana split

	Base para la Malteada
1	banano
6	fresas
½ tza.	piña (opcional)
¼ tza.	frutos secos de su elección
1 cdta.	cacao en polvo sin azúcar
1-2	cerezas frescas en la parte superior

Malteada de torta de zanahoria

Base para la Malteada

2	zanahorias en pedazos
1 cdta.	canela
½ cdta.	nuez moscada y clavos
1 cdta.	extracto de vainilla
2 cdas.	nueces

Si las zanahorias son grandes, añada más leche de manera que la malteada no sea demasiado gruesa para sorber con un pitillo.

Malteada de mantequilla de maní y jalea

	Base para la malteada
½ tza.	jugo de uva sin azúcar
4	fresas
2 cdas.	mantequilla de maní cremosa (o mantequilla de maní en polvo PB2)

Malteada Buenos días Luz del Sol

	Base para la malteada
½ tza.	papaya
2	naranjas grandes
	(Añada ½ taza de melón para un sabor tropical)

BEBIDAS

Ponche de frutas de la Abuelita

Janice Harris

2 tzas.	jugo de manzana sin azúcar
2 tzas.	jugo de piña sin azúcar
1 tza.	jugo de naranja fresco
¼ tza.	zumo de limón
	rodaja de limón y menta para decorar

Caldo limpiador de Potasio de Trish

Trish Beverstein

Alcalinice y remineralice el sistema, para eliminar las toxinas del cuerpo.

3	jalapeños, sin semillas
4	cabezas de ajo, pelados
2	cebollas grandes
4	tallos de apio
5 lbs.	zanahorias
1 manojo	col rizada
3	remolachas con hojas
3 lbs.	papas con cáscara

Ponga a hervir una olla grande de agua filtrada. Llene con verduras ***picadas***, a medida que se calienta el agua, incluyendo las especias favoritas y sal marina. El agua debe cubrir las verduras.

Tape y cueza a fuego lento durante 1 hora. Retírelo del calor; deje la olla tapada. Deje reposar durante una hora más.

Cuele y beba a sorbitos el líquido todo el día, según lo desee.

Agua de desintoxicación Fuente de la juventud

(Cuenta para la cuota de agua diaria).

1	pepino en rodajas delgadas
1	limón en rodajas
1	naranja en rodajas
10	hojas de menta

Añada a una jarra de agua filtrada y deje reposar toda la noche.

Copa de Té de desintoxicación para cerrar la noche

Prepare 1 bolsa de té de raíz del diente de león y 1 bolsa de cardo mariano en 1-2 tazas de agua y añada 1 taza de miel o estevia. Beba a sorbitos antes de acostarse. Añada una bolsa de cualquier otra recomendación de tés de su lista de compras de la sección, o bébalos a sorbitos durante el día.

El diente de león es conocido en Persia como "el pequeño cartero", ya que siempre le trae buenas noticias al cuerpo, limpiándolo delicadamente cada vez que lo bebe. La marca Traditional Medicinals hace un saludable té de raíz del Diente de León.

El ingrediente principal del cardo mariano es la silimarina, la cual es un antiinflamatorio y antioxidante. La marca Alvita hace un té de cardo mariano sustancioso.

La marca Celestial Seasonings hace un té para la salud de desintoxicación natural que contiene el diente de león y el cardo mariano, además de equinácea, trébol rojo, cebada tostada, regaliz, achicoria tostada y zarzaparrilla.

REFERENCIAS

Sección 1: La fe y la física

1. "¿Por qué debería desintoxicarse con alimentos integrales?", *The Dr. Oz Show*, Octubre 21, 2014, http://www.doctoroz.com/episode/plan-detox-without-juicing.

2. Facultad de Medicina de Harvard, "La conexión intestino-cerebro", *HealthBeat*, visitada el 14 de julio de 2015, http://www.health.harvard.edu/healthbeat/the-gut-brain-connection.

Sección 2: Prepárese para sorprenderse

1. "Radiación del horno microondas", Agencia de Alimentos y Medicamentos de los Estados Unidos, última vez modificada el 8 de octubre de 2014, http://www.fda.gov/Radiation-EmittingProducts/ResourcesforYouRadiationEmittingProducts/ucm252762.htm.

2. Nuestro medidor mide la radiación de microondas entre 0,01 mW/cm^2 y 1 mW/cm^2. TriField, el fabricante del medidor que compramos, dice que los estudios sugieren que pueden empezar a ocurrir efectos biológicos cerca de 0,1 mW/cm^2 de potencia del microondas (manual de instrucciones TriField Meter Modelo 100XE, página 3), así que 0,5-1 mW/cm^2 es un umbral demasiado grande para arriesgar.

3. Escuela Universitaria de Londres, "Nueva evidencia que vincula el consumo de frutas y verduras con una menor mortalidad", ScienceDaily, 31 de marzo de 2014, http://www.sciencedaily.com/releases/2014/03/140331194030.htm.

4. Kathleen Doheny, "La verdad sobre la grasa", WebMD, 13 de julio de 2009, http://www.webmd.com/diet/the-truth-about-fat?page=3.

Sección 3: Las toxinas de la influencia social

1. Tratamiento de los riñones, "¿Es bueno el mango para los pacientes con enfermedad renal crónica?" 18 de enero de 2014, http://www.kidney-treatment.org/ckd-diet/521.html.

2. Anup Shah, "El gasto militar en el mundo", *Global Issues*, 30 de junio de 2013, http://www.globalissues.org/print/article/75.

Sección 4: Las toxinas financieras

1. "Ofertas inmobiliarias y adquisición de viviendas, primer trimestre", Oficina del censo de los Estados Unidos, 2015, http://www.census.gov/housing/hvs/.

2. Marsha L. Richins, "Cuando querer es mejor que tener", *Journal of Consumer Research*, junio de 2013, citado en Derek Thompson, "¿Por qué querer las cosas caras nos hace mucho más felices que comprarlas?", *The Atlantic*, 11 de junio 2013, http://www.theatlantic.com/business/archive/2013/06/why-wanting-expensive-things-makes-us-so-much-happier-than-buying-them/276717/.

3. "Pasajes bíblicos sobre la ofrenda, etc.", Fundación Nacional Cristiana, visitado el 14 de julio de 2015, https://indiana.nationalchristian.com/816.

Sección 5: Las toxinas relacionados con la salud

1. D. Landsborough, "San Pablo y la epilepsia del lóbulo temporal", *Journal of Neurology, Neurosurgery, and Psychiatry*, no. 50 (1987): 662, http://www.ncbi.nlm.nih.gov/pmc/articles/PMC1032067/pdf/jnnpsyc00553-0001.pdf.

Sección 6: Las toxinas de las relaciones

1. Meghan Holohan, "Las tasas de divorcio son más bajas, pero también lo son el número de personas que se casan", *Today Show*, 3 de diciembre de 2014, http://www.today.com/de salud/divorcio-tarifas-are-lower-tan-are-matrimonio-tarifas-1D80332291.

2. D'Vera Cohn et al., "Apenas la mitad de los adultos estadounidenses están casados—un récord mínimo", Centro de Investigación Pew, 14 de diciembre de 2011, http://www.pewsocialtrends.org /2011/12/14/barely-half-of-u-s-adults-are-married-a-record-low/.

Sección 7: Las toxinas del propósito y la identidad

1. C.M. Weaver et al., "La ingesta de los flavonoides y la salud ósea", resumen, *Journal of Nutrition in Gerontology and Geriatrics* no. 31 (2012), http://www.ncbi.nlm.nih.gov/PubMed/22888840.

2. "La herramienta WHOAMI en Windows 7 y su uso", The Windows Club, 11 de febrero de 2012, http://www.thewindowsclub.com/whoami-windows.

"La fe es la moneda del cielo—dice **Laura Harris Smith**—. Es la única manera de adquirir el cambio en su vida. Por lo tanto, la manera de evitar que tenga una vida aburrida es rellenando los bolsillos de fe y gastándola tanto y tan frecuentemente como le sea posible".

La autora de la editorial Chosen es la co-pastora y fundadora de la iglesia Eastgate Creative Christian Fellowship en Nashville, Tennessee, junto con su marido, Chris.

"Sin fe—dice ella—ni siquiera somos cristianos, razón por la cual satanás se opone a la fe con tanta firmeza y no descansará hasta que la robe toda. Así que en el núcleo de todos mis escritos están las verdades que refuerzan la fe y la comunicación íntima con Jesús, con un fuerte argumento a favor de cómo nuestra salvación debe ser claramente identificable por los demás en nuestro espíritu, mente y cuerpo. Si Dios realmente nos salva, Él salva todas las tres partes. Si soy realmente Suya, esto ilumina todo mi ser, no sólo un tercio ni dos tercios de mí".

Laura es la autora de varios libros, entre ellos *Seeing the Voice of God: What God Is Telling You through Dreams and Visions* (Chosen, 2014), que se mantuvo en la posición #1 en la lista de los más vendidos de Amazon, durante varias semanas, en diferentes categorías y países. Da charlas y ministra en varias denominaciones, y es conocida por ofrecer una mirada alegre en los temas bíblicos muy densos.

Chris y Laura, en sus treinta y dos años de matrimonio, tienen seis hijos, Jessica, Julian Jhason, Jeorgi, Jude y Jenesis, quienes hicieron su escuela en casa y caminan con el Señor. La mitad de ellos son ahora adultos y están casados, y los nietos superan ahora en número a los hijos.

Invite a Laura a dar charlas: booking@LauraHarrisSmith.com

Sitio web oficial: LauraHarrisSmith.com
Facebook: Facebook.com/LauraHarrisSmithPage
Twitter: @LauraHSmith
YouTube: YouTube.com/LauraHarrisSmith
Iglesia de Chris y Laura en Nashville: EastgateCCF.com

¿Está listo para enfrentar el desafío gratis de la desintoxicación de la fe en treinta días? ¿Quiere tener acceso a los treinta videos donde Laura le anima diariamente en la desintoxicación de su fe, justo desde su propia cocina? Haga sus batidos, sopas, platos principales y más con Laura y reciba oración a diario durante la desintoxicación de su fe en treinta días. Sólo visite:

www.LauraHarrisSmith.com/faithdetox.html

Usted estará listo para comenzar la desintoxicación de su fe y empezar la Sección 3, en el Día 1 de su desintoxicación (una vez que haya completado las Secciones 1 y 2 y las compras de los alimentos). Visite ese día (Día 1) el sitio anterior e inscríbase en la sección de los mensajes de correo electrónico, y recibirá automáticamente un correo electrónico de Laura al inicio de cada nueva sección, durante su desintoxicación. Éste es un enlace gratuito y secreto para los que compran el libro, tal como usted, y es la manera de Laura de decir gracias.

Enfrente el desafío de desintoxicación de la fe en treinta días. ¡Guíe a *toda su iglesia o grupo* al desafío gratuito de desintoxicación de la fe en treinta días! Es un botón de reinicio para su cuerpo, mente y espíritu. Visite también para más detalles www.Facebook.com/LauraHarrisSmithPage.

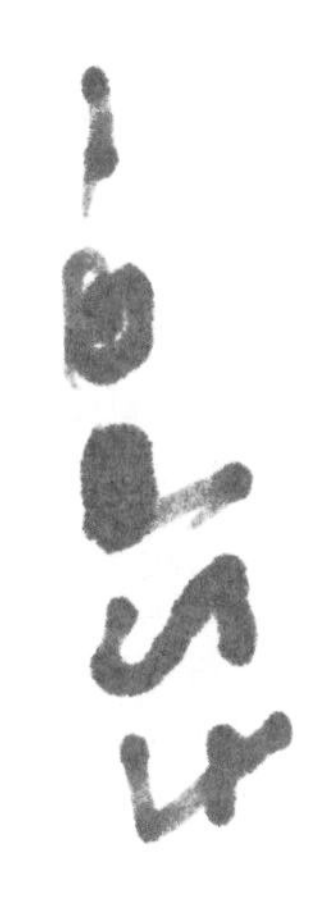

Made in the
USA
Columbia, SC

81810185R00152